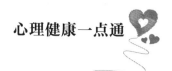

心理健康一点通

精神性进食障碍

总主编◎赵静波　陈　瑜
主　编◎侯艳飞　刘　晴

U0206232

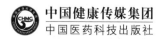

中国健康传媒集团
中国医药科技出版社

内 容 提 要

本书是一部关于进食障碍的科普读物，从多角度介绍进食障碍，内容包括进食障碍的真相、成因、治疗、预防和康复知识。理论与案例结合，图文并茂，叙述生动。本书可帮助读者深入、正确地认识进食障碍，是进食障碍患者及其亲属的良师益友，也可供从事心理咨询的专业人士参考。

图书在版编目（CIP）数据

精神性进食障碍 / 侯艳飞等主编 . — 北京：中国医药科技出版社，2019.5（心理健康一点通）

ISBN 978-7-5214-1129-4

Ⅰ . ①精… Ⅱ . ①侯… Ⅲ . ①厌食 – 精神障碍 – 诊疗 Ⅳ . ① R442.1

中国版本图书馆 CIP 数据核字（2019）第 074113 号

美术编辑 陈君杞

版式设计 锋尚设计

出版 中国健康传媒集团｜中国医药科技出版社

地址 北京市海淀区文慧园北路甲 22 号

邮编 100082

电话 发行：010–62227427 邮购：010–62236938

网址 www.cmstp.com

规格 880×1230mm ¹/₃₂

印张 8¹/₂

字数 140 千字

版次 2019 年 5 月第 1 版

印次 2019 年 5 月第 1 次印刷

印刷 三河市万龙印装有限公司

经销 全国各地新华书店

书号 ISBN 978-7-5214-1129-4

定价 29.00 元

获取新书信息、投稿、为图书纠错，请扫码联系我们。

《精神性进食障碍》编委会

主　编　侯艳飞　刘　晴

副主编　廖利华　谭晓雪

编　者（以姓氏笔画为序）

杨珍芝　陈　瑜　陈晓宇

周　颖　胡俊武　高婷婷

序

　　我们在精神科诊室、心理门诊或咨询中心，看到了很多家属或当事人因对心理健康问题缺乏科学的认识，而延误病情或不愿配合就诊。这些场景令我们倍感惋惜，不禁无奈于一些将精神分裂症当做"恶魔附身"的家属；不禁感慨若父母多一些心理健康知识，便不会一直将抑郁的孩子当做是"不思进取的坏小孩"。编写这一丛书，我们从未忘记过我们的初衷——将心理健康的知识普及给更多人，编写一套浅显易懂、知识点丰富的心理健康科普书系。

　　《心理健康一点通》这套书沉甸甸的。摸着，是知识的分量；闻着，是生活的百态滋味。何以见得？

　　首先不得不说，这是十几位兼具医学背景和心理学背景的作者辛苦耕耘下的智慧结晶，结构化的思路、专业性的内容、通俗的语言，无一不散发着知识的魅力。用通俗的方式诠释知识时，知识才具有普及性，才能让大家看到它的光芒。我们希望，这份光芒能给正处于心理困扰的你，或你的家人，或你的朋友，在自助或帮助他人的路上，带来一些引导，得以前行。

其次，何以说这套丛书折射出生活的百态？

我们看到了很多故事：缄默的瞳瞳、健忘的老王、情绪波动很大的艾格，厌食的妮妮、听到奇怪声音的刘某、神情恍惚的士兵小维……这些故事穿插其中，就像散落在沙滩上的珍珠，给我们的阅读照射出生动的画面，让我们的体会和理解更加深刻。同时，这些故事一方面引发感慨，感慨生活无常，人生来除了承担躯体的疼痛，还需要承受心理上的诸多磨难——抑郁症、焦虑症、双向情感障碍、创伤后应激障碍、精神性进食障碍、躯体化障碍、成瘾症、精神分裂症等。另一方面，这些故事也引以思考，如何能化解这些磨难，或从磨难中划破阴霾呢？幸得，我们可以在本套丛书里寻找到答案。丛书以定义、症状、鉴别、康复和预防这一具有逻辑的思路进行编排，贯穿案例分析、拓展阅读、自我测试等形式，十分有利于我们在特定的框架下按图索骥。

本丛书尽可能在结合专业性、通俗性、实用性和趣味性的基础上，以特定的逻辑和思路呈现主要的心理健康问题，将大家在生活中经常遇到的心理难题囊括起来，既翔实又系统。

下面，我们来具体看看本丛书的特点。

其一，本丛书针对常见的精神障碍进行了科普性的解读。在世界卫生组织的分类中，精神障碍包括了10大类近400余种疾病。本丛书针对常见的精神障碍——精神分裂症、抑郁症、焦虑症、双相情感障碍、成瘾症、进食障碍、创伤后应激障碍、躯体形式障碍，采用通俗的语言、丰富的案例，逐本进行了详细的解读。据中华医学会第十五次全国精神医学学术会议结果显示，我国成人的焦虑障碍患病率为4.98%，抑郁症患病率为3.59%，酒精药物使用障碍1.94%……然而约92%的严重精神类患者没有接受系统治疗，大众对于精神卫生的关注度远低于器质性疾病。因此，本丛书力图以绵薄之力提高大众对精神卫生的科学关注和认识程度，使更多的精神障碍患者能有意识地到医院接受治疗，使更多精神障碍患者的家属能以客观的态度认识患者的病情，懂得如何进行家庭康复。

其二，本丛书不仅适用于正处于心理困扰的患者或患者家属，也是普通大众的一本预防性科普读物。本丛书无一例外指出了精神障碍的鉴别、诊断、治疗方式和康复手段，这有利于处于心理困扰的患者或患者家属、朋友从中寻找心理健康问题的专业性解答。另一方面，本丛书更着重于诠释如何预防精神障碍的产生和恶化，所以本丛书于普通大众而言，也是一套可以作为家庭常备的心理健康科普读物，最大的目的是起到预防的作用，使大家能在阅读中提前识别精神障碍产生的易感因素、形成对精神障碍的客观认识，做到防微杜渐、及时检查、及时就诊。

其三，本丛书关注了时代演变下心理健康问题的新内涵，丰富了新的内容。随着时代的推进，心理健康问题有了更加丰富的内涵，如进食障碍不仅源于遗传因素、压力，也来源于新时代人们对"美"的认知偏差；而成瘾症在时代演变中，增加了更多的成员——药物成瘾、网络成瘾、购物成瘾等。随着地震、海啸、战争、重大交通事故等事件的发生，创伤后应激障碍的类型和援助方式也产生了重大革新和突破。因此，本丛书非常注重心理健康问题的新时代产物，对书的内容进行了创新性的丰富。

其四，本丛书的两本著作专门针对两类特殊人群——青少年和老年人的心理健康进行了论述。一方面由于青春期是成长过程中的重要阶段，且青少年内在激素水平不稳定、外在学习压力越来越大，因此青少年心理健康也亟待重视。基于这一点，本丛书其中一本著作专门罗列了青少年层出不穷的各种状况，如厌学、缄默内向、沉迷游戏、考试焦虑等，并在相应案例后进行了深入的心理分析。另一方面，由于我国正快速步入老龄化社会，到2017年我国60岁以上老年人人口已突破2亿，庞大的老年人口数量使得老年问题备受关注。并且随着经济水平的提升，老年人平均寿命延长，老年心理健康问题更加凸显。所以本丛书对健忘症、痴呆症、离退休综合征、空巢综合征等老年人常见心理健康问题，也特意采用了一本书的篇幅进行了详细的分类描述。

本丛书看起来描述的是病症和痛苦，但作者时时刻刻从正能量的角度出发，以解惑答疑的方式带给读者福音。希望大家能在丛书中获益，了解到心理问题的来源，对自己和他人多一份理解，同时可以尝试运用书中介绍的方法坚持治疗、进行康复训练。

如同风雨之后是彩虹，我们相信磨砺之后会见阳光，正在阅读此书的你，已经在自助、帮助他人的路上。

赵静波　陈　瑜

2019年1月

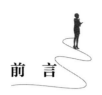

前　言

席卷全球的新型杀手——进食障碍

随着人们生活水平的提高，吃已经不再是人们首要考虑的问题，但是社会上有一部分青年人，尤其是女性，却陷入了与食物的百般纠缠中，有时达到了几乎病态的程度——要么就是狂吃，什么都想吃，停也停不住，吃了吐，吐了吃；要么就是绝食，滴水不进而且还不停地通过锻炼减肥。她们在这个物质极为丰富的时代，每天都与自己的食欲搏斗，在吃与不吃之间、在暴食与节食之间徘徊，生活被完全掌控。很多人，尤其是这些青年人及其家长们，以为是吃饭上出现问题，于是前往消化内科、内分泌科以及神经内科求医，却得不到满意的诊疗和解释。发展到后来，身体各类器官都接近崩溃边缘，甚至卿卿性命被夺走。他们百般困惑：我们究竟怎么了？

其实，他们所有的痛苦、烦恼、困惑和不解，均来源于一个新型杀手——进食障碍（eating disorder，

ED）。在袭击大街小巷的邻家女孩之前，它已经让诸多闻名全球的大美人——《泰坦尼克号》女主角Rose的扮演者凯特·温斯莱特、"辣妹"维多利亚·贝克汉姆、美国影星林赛·罗韩等中过招！如今，这一杀手已经遍布全球，严重威胁到人们的饮食观念和行为。这个新型杀手气势汹汹地来袭了！我们身边的人甚至我们自己也已然中招，正在饱受进食障碍的折磨。

进食障碍是以进食行为异常为显著特征的一组综合征，主要表现为严重的进食和体重控制行为障碍，肥胖恐惧是该病的核心特质。这组疾病属于精神障碍，主要包括神经性厌食症（anorexia nervosa，AN）和神经性贪食症（bulimia nervosa，BN）。据有关数据统计，世界上约有3%的青年人患有严重的进食障碍。在年轻人中，患者比例约占有10%，而男女比例为1∶10。也就是说，绝大多数患者为年轻女性。按照目前社会崇尚"瘦骨仙"的风潮发展下去，进食障碍的阴影必将笼罩更多的人群。嘴巴正是许多问题的祸首，从嘴里吃进去的、吐出来的都会产生问题，这些都是进食障碍的直接导火索。但是，进食障碍不单单是"吃"出来的问题，真正的幕后策划者阵容强大：个体、家庭和社会都可能与它扯上关系！

无论您翻开本书的目的是想了解进食障碍，还是想判断自己是否患上了进食障碍，当浏览到这里，想必你都会感慨：对于这个凶恶的杀手，我们不能再任其妄为、祸害我们人类了，我们都应该穿好铠甲，紧握利盾，准备好防御和进攻了。是的，到了应该防御和进攻的时候了！在这个时刻，我们这几位作者可以非常高兴地告诉你：其实，这个杀手并不是无坚不摧的。它有自己的克星——认识并善于利用保护因素、规避危险因素是不被杀手攻击的良方，青少年、家长和教育者联合行动可以构筑不被杀手攻击的强大"安全网"。同时，医务人员、患者和家长可共同编制"杀毒程序"，将已被"感染"的个体体内的"病毒"逐一清除和击破。当然，病毒可以重新包装、卷土重来，进食障碍这一杀手也是"春风吹又生"的。所以，我们不可掉以轻心，要长期保持警惕性，通过由内而外的自信、人格等自我重塑，铸就"铜墙铁壁之躯"才是应对杀手的长久之计。总之，不管你现在正接受治疗，还是知道自己的病但隐瞒不说，亦或是身陷其中却不自知，我们都想负责任地告诉你：进食障碍是可以治愈的，杀手是可以被战胜的！进食障碍患者值得拥有更好的生活！所以，请记得，千万不要放弃！

古语云，知己知彼，才能百战百胜。要战胜进食障碍这个席卷全球的新型杀手，我们就必须对他进行更深入、更全面、更系统的解剖。看看杀手是如何长成的，是什么造就了这个不速之客：我们自己身上的哪些特质让我们被杀手盯上；最爱我们的家人，尤其是父母如何在不知不觉中把我们"推上了不归路"；我们生活的这个社会又是如何将我们引向这一高致命性的杀手。了解杀手究竟是谁：身高几尺，体重几多，有何特长，有几个分身术及各自的杀伤力在哪，给我们人类带来的危害有哪些。同时，在此基础上，我们还将与大家一起探讨如何防治杀手：给大家介绍如何幸免于难的防身之术，与那些不幸已中招者探讨如何反败为胜，并畅享康复生活。下面，就请跟随我们一起踏上与进食障碍这一杀手的博弈之旅……

编　者

2019年1月

目　录

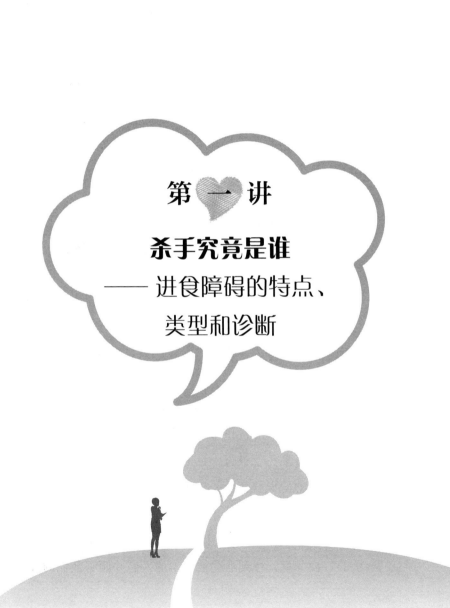

第一讲

杀手究竟是谁

——进食障碍的特点、

类型和诊断

相传，进食障碍这一杀手保密工作做得极为到位，不仅自己神出鬼没、行踪飘忽不定，连被它俘虏的人也隐藏得极好，即使是最亲近的家人和朋友都不知道其已成为杀手的"囊中之物"，以至于使其错过了最佳的治疗时段而陷入长期的地狱般的生活或是死亡。

坊间，关于这个杀手是谁，模样如何，身高几何，体重几多，武器为何，大家议论纷纷。有人听闻杀手是一个专门虐杀妙龄少女的帅哥，有人听闻杀手是一个"嗜骨如命"的极端"白骨精"，有人听闻杀手是一个对食物爱之如命、恨之入骨的"腹黑男"……

在这些真真假假、假假真真的传言中，人们对于杀手的态度呈现出两个极端：或者完全被杀手吓破了胆子，认为杀手是一个"不治之症"，甚至何时被杀手俘虏都只能听天由命；或者认为杀手根本不足为惧，杀手的各种可怕皆是世人以讹传讹，甚至有的人因为没有见过杀手而认为"杀手本不存在，存在的只是疯子的幻想"。

为了终止传言，为了使那些被俘虏的人们知道自己到底怎么了，为了使那些怀疑自己的亲朋好友被俘虏的人们更好地识别和提供帮助，为了使那些担心自己中招的人们更好地免于被害，也为了让所有人能有一个与杀手面对面的认识和交流的机会，我们对杀手的前世今生进行了极为详细、深入的了解，查找关于杀手的档案，追踪杀手的行踪轨迹，搜罗杀手的作案手段，找寻杀手的各种分身，找到那些被俘虏的人们并倾听他们的故事，力争给大家还原一个活生生的杀手。

所以，对于那些对自己的体型过度担心并有长期节食、暴食或在节食和暴食间来回往返或者对进食有特别异常行为的您，对于那些怀疑您的孩子、亲戚、朋友、学生是否有进食问题的您，我们非常诚恳地邀请您细读本章节。这样做会让您知道这个杀手长什么样，知道自己或者您关心的人是否中了进食障碍杀手的招，从而检测自己或者您关心的人的进食健康状况，有效地避开这个万恶的魔障。

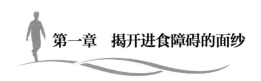

第一章　揭开进食障碍的面纱

吃东西或者说进食是我们每个人的基本生存需要，很难想象，一旦我们不吃东西、不进食，会是怎样的情形。在人类漫长的生命长河中，很长一段时间里，我们都在为食不果腹而苦恼，都在向往食物充足的生活。然而，20世纪50年代至60年代早期，随着人类物质财富极大地丰富，西方国家为数不少的年轻人却为了苗条的体型故意让自己生活在半饥饿状态，或者在暴食后用导泻的方式来惩罚自己。这种状况在数十年内悄然蔓延，从西方到东方，已经成为全球性的疾病，成为21世纪一个可怕的新型杀手。这就是进食障碍！

据初步统计，在上海市精神卫生中心，近10年平均年收治进食障碍住院患者数量较前10年增加3~5倍，近5年来医院就诊的进食障碍门诊患者例数为之前5年的3~6倍。而一项对206名在校女大学生进行的调查结果也令人吃惊，有非典型进食障碍的女大学生检出率达到17%。上述关于进食障碍发展情况的数据可以看出，其蔓延趋势可见一斑。这迫使我们必须加紧了解进食障碍这个杀手的真面目！

一、进食障碍是谁

我们一起来看看面纱之下的进食障碍有怎样的原形。

（一）进食障碍的定义

进食障碍（eating disorder，ED）是以进食行为异常为显著特征的一组综合征，属于精神类障碍。其发病常与认知、情绪情感、态度及行为等心理障碍有关，患者常有足以对生命构成威胁的严重情绪和身体问题。主要包括神经性厌食症、神经性贪食症、神经性呕吐、非典型进食障碍和暴食障碍等，其中以神经性厌食症（anorexia nervosa，AN）和神经性贪食症（bulimia nervosa，BN）为多见。

进食障碍主要表现为紊乱的饮食习惯和不适当地控制体重行为。定义进食障碍所必需的重要特征如下：

（1）个体的进食习惯或者控制体重的行为对自己造成极大的痛苦；

（2）这种困扰造成个体明显的健康损害或者心理社会功能受损；

（3）行为的困扰不是由其他生理疾病或者精神状态造成。

下面这个例子可以很好地说明上述特征。

妍妍，一位18岁患上了厌食症的女生，"三年前我63公斤时开始节食，戒掉所有零食、甜食和高热量食物，每天的主要事情就是计算卡路里。可是我太想吃东西了，越不吃越想吃，忽然有一天我冲进了超市，像疯了一样买了一大堆禁食的东西：蛋糕、薯片、冰激凌、巧克力……我扑向它们大吃特吃，停不下来，直到食物堵住嗓子眼。刚吃完我就后悔，想到它们马上要化成脂肪，心里霎时焦虑万分，突然脑子里闪过一个念头——吐出来！我跑到厕所里用手指拼命抠喉咙，当食物倾泻而出时，我想这个办法既可以享受美食又可以不发胖，谁知这只是噩梦的开始，此后一发不可收拾，暴食的频率越来越高，一天要吐好几次。我在节食与暴食之间循环，人变丑了，身体也变坏了，暴食暴吐的行为还让我心理无比羞耻，更坏的是知道自己在毁灭却控制不了……"现在她的体重只剩下三十多公斤，BMI值只有12~13。

案例中的妍妍，害怕和试图抵消食物的"发胖"作用是她最明显的症状；她的节食与暴食行为循环，给她自己造成极大的痛苦；这种做法使她在身体方面"人变丑了，身体也变坏了"，在心理上"无比羞耻，更坏的是知道自己在毁灭却控制不了"；而从疾病的起源看，她的异常行为并非继发于其他任何躯体疾病和精神疾病。

（二）杀手的分身术——进食障碍的类型

常见的进食障碍类型主要有：神经性厌食症、神经性贪食症、暴食障碍、神经性呕吐、非典型进食障碍等，下面予以简单的介绍。

（1）神经性厌食症：是一种由心理因素引起的，以厌食和体重减轻为主要特征的饮食障碍。多见于青少年女性，主要特征为故意限制饮食以使体重降至明显低于正常的标准，并采取过度运动、引吐、导泻等方法以减轻体重。

（2）神经性贪食症：是一种进食障碍，特征为反复发作和不可抗拒的摄食欲望及暴食行为，患者有担心发胖的恐惧心理，常采取引吐、导泻、禁食等方法以消除暴食引起发胖的极端措施。可与神经性厌食症交替出现，两者具有相似的病理心理机制及性别、年龄分布。多数患者是神经性厌食症的延续者，发病年龄较神经性厌食症晚。

（3）暴食症：暴食症是指周期性发作的暴食却无控制体重的行为。

（4）神经性呕吐：又称心因性呕吐、功能性呕吐，指一组以自发或故意诱发反复呕吐为特征的精神障碍，呕吐物为刚吃进的食物。不伴有其他的明显症状，呕吐常与心理社会因素有关，以无器质性病变为基础，可有害怕发胖和减轻体重的想法，但体重无明显减轻。

（5）非典型进食障碍：非典型进食障碍的临床表现非常接近神经性厌食症或神经性贪食症，却又未达到二者的诊断标准，例如患者体重超过神经性厌食症的标准或可能仍有正常的月经周期等。另外，症状上也可相混淆，如同时出现限制饮食、过度运动，偶尔也出现暴食，体重却低于正常。这类患者大多有过神经性厌食症或神经性贪食症病史。

知识拓展

三大精神障碍诊断与统计手册关于进食障碍的分类

	序号	ICD编码及题目
《国际疾病和相关健康问题分类（第10版）》（ICD-10）	1	F50进食障碍总论
	2	F50.0神经性厌食
	3	F50.1非典型神经性厌食
	4	F50.2神经性贪食
	5	F50.3非典型神经性贪食
	6	F50.4伴有其他心理紊乱的暴食
	7	F50.5伴有其他心理紊乱的呕吐
	8	F50.8其他进食障碍
	9	F50.9进食障碍，未特定

续表

CCMD-3《精神疾病诊断符合中国精神障碍分类与诊断标准（第3版）》	序号	CCMD-3编码及题目
	1	50进食障碍Eating disorders [F50]
	2	50.1神经性厌食症Anorexia nervosa [F50.0]
	3	50.2神经性贪食症Bulimia nervosa [F50.2]
	4	50.3神经性呕吐Psychogenia nervosa [F50.5]
	5	50.9其他或待分类非器质性进食障碍Other or unspecified nonorganic eating disorder

《美国精神障碍诊断与统计手册（第5版）》（DSM-V）	序号	DSM-V编码及题目
	1	307.52（＿.＿）异食癖（145） （F98.3）儿童 （F50.8）成人
	2	307.53（98.21）反刍障碍（145）
	3	307.59（F50.8）回避性/限制性摄食障碍（146）
	4	307.1（＿.＿）神经性厌食（147） （F50.01）限制性 （F50.02）暴食/清除型
	5	307.51（F50.2）神经性贪食（148）
	6	307.51（F50.8）暴食障碍（149）
	7	307.59（F50.8）其他特定的喂食或进食障碍（150）
	8	307.50（F50.9）未特定的喂食或进食障碍（151）

（三）杀手有几多——进食障碍的流行状况

最近50年，进食障碍（ED）的发病率急剧上升。其流行状况如下：

1. 疾病类型分布情况

有报道称，西方国家进食障碍的年平均患病率约为：每年每100,000人口中，有8例厌食症患者；每年每100,000人口中有12例暴食症患者。神经性贪食症（BN）患者多于神经性厌食症（AN）患者，两者的比例为2∶1。在国内，武汉市精神卫生中心童俊教授组织开展了武汉三所大学8444名大一女生的大规模流行病学调查，发现大一女生每100人中，平均有1人患"厌食症"，3人患"贪食症"；进食障碍中，神经性厌食症发病率为1.05%，神经性贪食症发病率为2.98%，非典型进食障碍的发病率是3.53%。

2．年龄分布情况

青少年时期是进食障碍主要高发时期。根据西方的流行病学研究，厌食症的发病高峰年龄是14~19岁，贪食症的发病高峰年龄是15~19岁，约10%的青少年女性出现不同程度的进食障碍症状。而其中又以两个年龄段最为常见，分别是13~14岁和17~18岁。国内的调查结果显示，大学生和中学生都是患进食障碍的高危人群，而大学生比中学生风险更大。此外，进食障碍发病的年龄有减小的趋势。

3．性别分布情况

进食障碍好发于青少年女性，女性患病率为3%~10%，年龄为13~29岁。女性神经性厌食症的终身患病率从狭义的0.5%到广义的3.7%，预估死亡率为4%~10%；而神经性贪食症在女性中的终身患病率为1.1%~4.2%。一般认为进食障碍在男性中不普遍，女性和男性的患病率之比为6：1~10：1。因此进食障碍的研究通常只是针对青少年女性而进行，即使包括男性青少年，也是包含在对青少年总体的研究中的。2008年才有明确针对男性青少年的研究，人们认为性别比例也许并不如所想象的那样悬殊。Woodside等抽取一个社区样本用WHO复合式国际通用诊断访谈（world health organization composite international diagnostic interview）进行分析，当把仅部分符合诊断标准（主要是符合低体重标准）的人也包括进来的时候，发现厌食症女性患者与男性患者比例为2：1。还有研究认为，当出现进食障碍时，男性更倾向于隐瞒，因此进食障碍在男性中的发生率可能会被低估。一项对海军进行的研究报告显示，男性厌食症的发生率为2.5%。但这些研究仍支持了女性在总体上的患病率比男性高的特点。

4. 职业分布情况

进食障碍在不同职业中的发病率和患病率也有差异，有些特殊职业人群是患进食障碍的高危人群。Gamer等对55名11~14岁的芭蕾女学生进行观察，发现神经性厌食症的发病率为25.7%，神经性贪食症的发病率为2.9%。其他患病率明显增加的职业有时装模特和运动员。运动员中确切的流行情况还不清楚，但根据从事的运动不同，其患病率为15%~62%，比非运动员中进食障碍的流行情况要高得多。

需要说明的是，针对美国社区的研究发现，很多进食障碍患者拒绝接受治疗，这对进食障碍的流行率研究造成了一定困难。因多数进食障碍患者不愿承认自己患病，不少患者很可能没有被统计到上述数据中，导致进食障碍的发病率数据大打折扣。以往进食障碍被认为是西方社会的独特产物，但是，非西方国家进食障碍的患病率越来越高，表明进食障碍正逐渐变成一个影响所有人的全球性心理障碍。

二、进食障碍长什么样——进食障碍者的主要特点

作为精神类障碍之一的进食障碍，它有着与其他精神疾病不一样的特点。

（一）对进食持有特殊的态度和行为

进食障碍患者对进食的态度和行为通常表现得非常矛盾，一方面对食物充满恐惧与排斥，另一方面十分向往食物，只对食物感兴趣。下面案例一中患有严重的厌食症女青年草莓对进食的态度和行为就是一个很好的例子；而神经性贪食症的临床特征则为反复发作和不可抗拒的摄食欲望及暴食行为，案例二则是一个典型的神经性贪食症的例子。

案例一：草莓告诉了我们一个厌食症女孩的真实心理，"都以为厌食症的人不想吃东西，错！我们走在路上都在看别人吃东西，我们一方面对食物充满恐惧与排

斥，另一方面又只对食物感兴趣。从早到晚，我想的就是怎么吃、吃什么、吃多少，这个食物多少卡路里，脑子里全是与食物有关的想法……我无比饥饿，同时又无比自豪，渐渐无法自拔。到后来已不能像正常人那样用筷子把食物送进嘴里，父母老泪纵横求我吃东西，我也保证做到，可是面对食物心里又拼命抗拒……"

案例二：一整盒雀巢的威化巧克力，24块送八块，一共32支，一支20克，然后腻得想把胃掏出来洗洗，我从来不吐！然后美其名曰解腻，我喝了半瓶2升装的红茶，吃了一袋280克装的牛肉干和三勺剁辣椒。我感觉太咸了，于是又吃了一包47克装的黑巧克力、一袋饼干、一桶薯片、2根香蕉！

（二）害怕发胖及对体型与体重的过度关注

"怕胖"是进食障碍（ED）的核心症状，他们往往对体重特别关注，非常患得患失，一点点体重的增加都让她们难以接受。进食障碍是心理障碍中最具文化特色的疾病，很多女性对"魔鬼身材"的急切渴望迫使她们过分压抑正常的生理需要，结果导致饮食紊乱。神经性贪食症患者就是因担心发胖的恐惧心理，常常采取过度运动、服泻药、利尿剂或食欲抑制剂及自我诱吐、禁食等极端方法以消除暴食引起的发胖，且这些行为常接近于自我折磨与自我惩罚。例如，有的患者每天要跑1万米，也有的患者会一次吃下100~200片泻药。

草莓称，"我每天必称体重，轻了一点点会特别有成就感，重了一点点便充满罪恶感。"最轻的时候，她只有27斤，就是一副骷髅架子。而另一位叫菲菲的则是"我变得烦躁和孤僻，时常感到筋疲力尽，我每天好几次在不同的地方测量自己的体重，就好像我的生活完全寄托于此。"

知识拓展

肥胖与否有标准

体重指数（BMI）=体重（kg）/身高的平方（m^2）。国际通用的BMI指数标准如下：

过瘦：<17.5

偏瘦：17.5～19

正常体重：体重指数 = 18～25

偏胖：体重指数 = 25～30

轻度肥胖：体重指数 > 30

中度肥胖：体重指数 > 35

重度肥胖：体重指数 > 40

（三）行为具有相当的隐秘性

进食障碍患者往往将自己的行为隐藏得很深，常常在四下无人时进食，甚至家人、朋友都不知道。下面这个案例就是很好的说明。

早上没吃，中午正常，晚上见四下无人，罪恶开始了：一整盒雀巢的威化巧克力，24块送八块，一共32支，一支20克……

（四）病程迁延，复发率高

据统计，最近10年来，进食障碍康复的不到50%，大约30%的患者临床症状部分缓解，20%症状并未改善。造成这种状况的原因之一就是经常反复。进食障碍通常顽固、易反复，心理稍一脆弱马上反弹，尤其是神经性厌食（AN）和神经性贪食（BN），目前仍然位居最难对付的精神障碍之列。《雅虎科学》2005年曾引用10月20日俄罗斯媒体报道：一些女性在生完孩子后或是在绝经期来到时就容易患上厌食症，因不断反复，这一过程可能持续到70多岁。

（五）体验到主观上的痛苦

由于身患进食障碍，绝大多数患者自责、压抑，心理压力非常大，下面的两个例子在心理方面的压力可见一斑。

因为减肥我竟得了暴食症，就爱吃以前不爱吃的甜食，一吃就停不下，明明撑得胃疼也吃。因为现在已经45千克了，怕再胖就催吐，后来吐不出来就嚼了吐，吃几口过过嘴瘾就吐出来……我知道很罪恶可停不下来，咽下去的话我一整天都会自责而干不了别的事。

我从来没谈过恋爱，上大学的时候从来没有人追我。我像头猪，丑陋，令人作呕。现在凌晨4点46，我躲在房间里被绝望包围，边哭却还在想等下我要吃什么，我还是不是人？

（六）社会功能受损

关于进食障碍患者的社会功能受损情况，详见下一个内容"三、不是危言耸听——进食障碍危害大"。

（七）易感人群——**女性，特别是年轻女性**

1. 大多数进食障碍患者是女性，多发生于青春期或青春期后，神经性厌食症好发于青少年女性。在美国，有500万~1000万女性经受着进食障碍的折磨。据美国某地区统计，15~19岁女性发病率为56.7/10万。我国近年来的发病率呈上升趋势，城市患者数明显增加，中国少女进食障碍症状的严重程度正向西方国家靠近，调查显示神经性厌食在女中学生和女大学生中的发病率大约为0.7%。

在西方社会，神经性贪食症的患病率较神经性厌食症高，年轻女性神经性贪食症的发病率为3%~6%，女性的终身患病率为2%~4%，男性则不超过1%，我国尤以15~30岁的年轻女性罹患比例最高。神经性贪食症患者的男女比例约为1∶10，女性数量高出男性10~20倍，其中50%~75%的患者同时患有抑郁症。大量数据表明，神经性贪食症在年轻女性（＜30岁）多见，并多在青春期和成年初期起病，神经性贪食症的发病年龄在青少年中常常较神经性厌食症晚，平均起病年龄通常为16~18岁。

2. 为什么大多数进食障碍患者是女性？那是因为：第一，女性应对环境变化的能力比男性差，常常会出现难于应付的场面，所以，她们往往选择对进食行为、体态和体型的过分关注。第二，中西方文化对女性的体型要求均比男性高得多，女性往往通过对苗条身材的追求，来获得社会认可和赞许。"楚王爱细腰，宫中多饿死。"女性杂志则更是一再强调节食、运动、减肥。在这些社会观念的影响下，盲目地崇拜、追求苗条，成为流行的一种时尚，但过分追求苗条和体型美，容易产生恐惧、发胖的心理，进而导致进食障碍。第三，对于那些心理欲求强烈而又无法合理满足，控制不住自己饮食欲望，习惯以暴饮暴食的方式来寻求心理补偿的人来说，她们的自我认可度低，心理挫折感强。一方面，由于她们在情绪感受、人际交往等方面的压力更强，自我感觉不好，而去借助于暴饮暴食的方式来满足心理需要；另一方面，在暴饮暴食之后有了身体上的发胖情况，就更加对自己不满。知道这种方式不合适，但是又控制不住自己的习惯，也没有更好的途径。这样，就形成了一种恶性循环，并且逐渐发展成为神经性心理症状。

进食障碍这个杀手，在西方文化影响下粉墨登场，成为世界性疾病。在我国，近年来，不少青少年女性或节食减肥，或暴食应对压力，以至于进食障碍带来了许多严重的负性生理和心理后果。女性，特别是年轻女性一定要对进食障碍保持高度警惕！

三、不是危言耸听——进食障碍危害大

进食障碍危害极大，绝不是我们危言耸听，读者们且跟随我们一起来看看。

（一）进食障碍直接威胁生命

对于进食障碍所带来的死亡风险，我们用数据来说话。

1．进食障碍总死亡情况。据统计，最近10年来，进食障碍康复的患者不到50%，25%转化成慢性病，死亡率在1%~25%之间变化。对于达到住院标准的进食障碍患者而言，其死亡率约为12%；而被诊断为重度营养不良的患者中，死亡率为15%~20%。

2．神经性厌食症的死亡威胁。单就神经性厌食症来说，死亡率达到了0.56%，是普通人群中年轻女性死亡率的12倍以上。目前厌食症已成为年轻女性主要致命原因之一。患厌食症十年内，约有10%的患者死于自杀，或极度营养不良，尤其是心力衰竭。

3．神经性贪食症导致自杀危机。尽管神经性贪食

症患者的营养程度大多良好，不会因营养方面的问题而导致患者死亡，但其自杀率依然较普通人群高。

（二）进食障碍危害身体健康

进食障碍除直接导致患者死亡外，还会给患者的身体带来极大的危害。

1. 神经性厌食症常见的身体方面的危害

（1）恶病质：极度消瘦，皮下脂肪明显减少，肌肉消失，低代谢状态（低T3综合征），怕冷，难以维持正常体温，免疫力下降，引发其他疾病。

（2）心脏：心肌无力，心脏变小，心律失常，房性、室性期前收缩，束支传导阻滞，室外性心动过速，可突然死亡。

（3）消化道症状：胃排空延迟，腹胀，便秘，腹痛。

（4）生殖系统：女性表现为月经紊乱，甚至停经；男性则表现为低性欲。虽说是少女杀手，厌食症的影响却不仅局限于少女时期。体重过低会导致骨质疏松，卵巢早衰，不孕不育等问题。如果不及时治疗，除了会转化为慢性病，约40%还会转化为神经性暴食症，治疗起来就更加困难。

（5）皮肤：神经性厌食症会令皮肤粗糙干裂，可使全身布满婴儿样纤细绒毛。

（6）血液系统：白细胞减少。

（7）代谢：电解质紊乱，特别是低钾血症、低氯性碱中毒、低镁血症。

（8）胃肠道：可伴发胰腺炎，胰肿大伴血清淀粉酶增加，食道和胃的腐蚀，肠道功能减退。

（9）口腔：牙齿因反复呕吐被胃酸浸蚀，特别是前牙。

（10）神经方面：疲乏，无力，轻微的器质性脑综合征表现。

下面是大S的亲身经历，她告诉我们，那些年"瘦"过的伤。

美容大王大S在她的书中介绍，"高中时为了减肥，我把身体搞得非常差，尤其是肠胃。长大之后我才发现高中生减肥，真的很伤身体又不值得，因为高中还在发育，如果这个阶段用错误的方法减肥，譬如吃泻药或让自己营养不均衡的断食减肥法，都会使胸部无法发育、皮肤没有弹性、没有水分，还可能会长不太高，骨头也会出问题。像这些问题都是在我长大后才慢慢发现的，原来自己读高中的时候为了爱美，伤了自己宝贵的身体。"

知识拓展

疤痕效应（scar effect）

许多人减肥的初衷是为了身体更健康，殊不知却害惨了大脑。我们的大脑其实是"最挑剔的吃货"，它嗜甜如命，所有能量只靠葡萄糖供应；它还囤积了大量脂肪，包裹在神经细胞外围。一旦营养短缺，大脑也无法幸免。厌食症患者在体重过轻时，脑组织出现萎缩，外纹体身体区（EBA）大脑灰质密度也有所下降，虽然经过治疗，体重增加后，脑容量也会恢复正常，但更细致的研究显示，这种损伤似乎并不是完全可逆的。大脑受了亏待，也会在大脑灰质上一五一十地记录下伤口，甚至痊愈后超过半年还能探测到灰质减少。科学家将这种现象命名为疤痕效应（scar effect）。

2. 神经性贪食症常见的身体方面的危害

（1）由开始轻微的或一过性症状（如疲乏、腹胀和便秘等）发展到慢性的甚至威胁生命的障碍，如低钾血症、肾脏功能和心功能损害等。

（2）暴食行为可引发一系列胃肠道症状，以恶心、腹痛、腹胀、消化不良和体重增加较为常见，而严重的并发症如急性胃破裂较为少见。

（3）神经性贪食症患者最常用的补偿性清除行为是自我诱导呕吐，可引起一系列严重躯体不适或躯体疾病：胃酸反流导致牙齿腐蚀或溃疡、食管与咽部损害；反复的呕吐可致腮腺和唾液腺肿胀、腮腺炎；自我诱导呕吐时，手指和牙齿及口腔黏膜摩擦或刺激可引起口或手损伤；频繁的呕吐导致K^+、Cl^-、H^+丢失过多，引起低钾、低氯性碱中毒，甚至出现心律失常或肾脏损害；此外，继发性代谢紊乱还可表现为疲乏无力、抽搐和癫痫发作等。

（4）神经性贪食症在躯体方面的合并症还有泻药依赖、慢性胰腺炎等。

（三）进食障碍危害心理健康

与进食障碍如影随形的，还有心理疾病。进食障碍（ED）患者伴随抑郁、焦虑等情绪问题和强迫行为的情况相当普遍，人格障碍的共病率也高于普通人。

1. 情绪困扰

神经性厌食症患者（AN）常出现"饥饿状态"，表现为长期饥饿后出现的食欲增强、注意力减退、情绪不稳、被满足的欲望增强及人格改变等，他们在节食与食欲本能的心理矛盾中情绪问题表现更为严重，如易怒、挑剔、抑郁、兴趣丧失。

神经性贪食症患者情绪症状更为明显，情绪波动性大，表现为更高的抑郁发生率；易产生愤怒、焦虑、孤独感、冲动性症状等不良情绪；有强烈的被食物征服和控制的感觉及由此造成的对现实生活的失控感和无力感；神经性贪食症患者通常出现罪恶感，自杀、自伤行为更加常见。

暴食症患者因肥胖导致巨大的心理压力，他们在人际交往中本就容易焦虑，若再遭到拒绝或者否定之类的事情，就会产生更大的心理压力，造成心理阴影。现在大多数中学生甚至小学生，在体重超标以后，都会产生心理自卑感。

2. 思维受干扰

进食障碍患者通常还存在强迫思维。他们每天用大量时间进行与食品、体重、体型等相关的强迫性思考，他们的大脑完全被食物和体重占据，根本无法关注其他任何问题，更没有时间做其他事。一项调查发现，74%的患者每天花费3小时以上进行这样的强迫思维，42%的患者每天在这上面花费的时间多达8小时以上，而且约20%的患者认为强迫思维是正当的，没有不适，不愿意去除它们。

暴食网上有网友们写道"因为暴食，我浪费了很多时间。我没有办法静下心来工作，没有办法静下心来看书学习。阅读尤其具有挑战性，因为我无法集中注意力，并且也几乎不可能有足够坐着的时间来看书，我通常翻来覆去地看一本书的同一页。"

3. 人格改变

进食障碍患者常多年不愈，其生活因长期与进食障碍的斗争而被严重干扰，慢慢地，患者也可能因此而发生人格上的改变。如：神经性厌食症患者常表现出一种社会隔离状态，即认为自己处于一种和谐的状态，而拒绝他人的帮助；又如：神经性贪食症患者往往具有更多的人格问题，包括偷窃食物、酒精滥用、性紊乱、撒谎、自伤及自杀等冲动行为，此外它还会合并心境障碍、焦虑障碍、物质滥用特别是酒精和兴奋剂滥用，同时可能出现边缘性、反社会性、表演性和自恋性等人格障碍。

知识拓展

厌食症与自闭症的关联

英国剑桥大学自闭症研究中心的研究人员对66名年龄为12~18岁、患有厌食症的女孩及1600名不患有厌食症的同龄人进行了自闭症特征测试。测试内容包括：通过自闭症光谱量表（AQ）测试她们的自闭症特征，使用系统商（SQ）测试她们的系统化能力，使用情商（EQ）测试她们的共情能力。测试结果表明，患有厌食症的女孩，在自闭症光谱量表测试的得分比其他同龄人高出5倍，其中有超过一半的女孩显示有自闭症广泛表型（BAP），而其他同龄人中只有15%的人具有这一特征；相比于其他同龄人，厌食症女孩的系统商测试得分更高而情商测试得分更低，这表明她们的系统化能力超常而共情能力缺损，而这恰恰被认为是导致自闭症患者产生社会认知障碍和非社会性特征的两大原因。

（四）进食障碍带给家人巨大的精神与经济负担

进食障碍患者在精神和经济方面往往给家人带来极

大的压力和负担。

许多进食障碍患者的行为隐蔽，连家人都不知晓，发展到后来，身体各类器官接近崩溃边缘，而家人仍带着她们在消化科、营养科等医院门诊四处奔走，却查不出病因，求助无门，家人也因此承受了巨大的精神负担。

神经性厌食症和神经性贪食症在食物方面的浪费和对疾病的治疗都给家庭和本人带来了巨大的经济负担与精神压力。暴食症者则几乎所有的钱都用于购买食物，然后吃掉再吐掉，甚至连买衣服的钱都没有。

苏州一位身高169cm的90后女孩因减肥瘦成"衣架"的消息令很多人惊讶不已。这个女孩上高中时跟风节食减肥，瘦到了39千克，出现便秘、厌食、闭经等症状。家人为了能让女儿胖回来，已经花了近40万元。女孩的父母说："家里的房子都卖了，没办法，她再这样瘦下去就没命了！"

妮妮就是一个顽固的患者，她很奇怪，吃得很少还要吐出来。目前只吃水煮菜，而且大部分时候还是嘴嚼一下就吐掉。我们还在帮妮妮，像这样急需治疗救助的患者不知有多少，有一个妈妈辛苦赚的钱全部给女儿买食物吃掉吐掉，全家人都要疯了……

另一个暴食症者说"对不起家里人，所有的工资全买了零食，还不够花。几乎不买衣服。我也想漂漂亮亮，但我控制不住自己，我恨我自己……"

一个简单的关于吃的问题在进食障碍患者这里变得如此复杂与恐怖，整天纠结于体重和进食而致精神病患，甚至导致死亡！为了美丽和瘦而付出如此沉重的代价，令人何其痛惜！

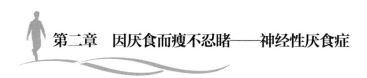

第二章　因厌食而瘦不忍睹——神经性厌食症

神经性厌食症（AN）是进食障碍中最常见的一种，危害极大，因此受到广泛关注。它是一种多见于青少年女性的进食行为异常综合征。

"厌食（anorexia）"在希腊语中意为"没有食欲（loss of appetite）"，其实是一种对神经性厌食症的误解，因为患者早期是为了控制体重而节食，到了后期才因长期饥饿失去食欲，成为神经性厌食症患者。

先请大家看一例神经性厌食症的典型案例。

李薇是一个14岁女孩，初二学生。身为医生和教师的父母对她学习方面管教严厉，要求较刻板，缺乏变通性。但在其他方面又比较溺爱，包办孩子学习以外的一切事情。一次临近期末考试，李薇预感到自己可能会因为准备不充分而成绩不理想，为此感到紧张、压力大，表现出心情烦躁，总想吃东西，进食量比平时明显增加，而且都是一些高热量的食物，如巧克力派、蛋糕、薯片，不断地吃东西使她心里感到踏实一些。新学期开学时，李薇的体重从平时的78斤增加到86斤，她听到有些同学议论她胖了，便开始控制自己的进食量，一日三餐进食量明显减少，从不吃主食到仅吃几根菜叶，而且进行大运动量的体育锻炼，以前从不跑步的她现在每天至少跑8000米，打球，做仰卧起坐100次，逐渐不与家人一起进餐，总推托说自己刚吃过。

　　家人带着日渐消瘦的她到医院做检查，仅查出有慢性胃窦炎。这段时间，李薇的情绪变化很大，对父母的关心异常反感，常对父母说"别烦我了，我已经很累了……你们别管我那么紧，我的胃都过分胀了，还让我吃……"她变得爱发脾气，情绪起伏不定，以前那个乖巧温顺的小姑娘现在变得十分急躁，显得凶巴巴的。当提到以前要好的同学现在各方面都比自己强时，李薇心中愤愤不平，认为老师总是偏心那些成绩比她好、身材又苗条的同学，属于自己的机会都是因为这些原因失去的。于是，她更加坚定不移地节食，并频繁与父母顶撞吵闹，甚至因为反抗父亲对自己吃饭的"监视"，还挨了父亲的耳光。在此期间，李薇喜欢看书、画画，学习更加刻苦用功，每天早起两小时，而且不愿与同学来往，变得孤僻、少语，总觉着活着没意思，身高1.55米的她体重下降到62斤。

　　这是一例典型的青少年神经性厌食症。患者随着中考的压力增大，父母的期望值又过高，开始对自己不自信，对同学产生嫉妒心理，并逐渐产生焦虑和抑郁情绪。后来，同学们的评论让患者意识到自己的身材是一个"问题"。患者选择通过节食变得"苗条"，渴望通过瘦身减肥这样一个带有自虐性的做法让自己的身体达到完美，以此增强自信心的做法，从而获得心理上的满足感。

据统计，我国有30%~60%的青春期少女在节食减肥，其中7%~12%是极端的节食者，极易发展成厌食症。目前，全科医生对厌食症的识别率仅为45%，相关的治疗更显不足。因而让更多的人尤其是女孩子们掌握有关进食障碍识别、治疗及预防的知识就变得尤为重要，只有这样，才能为女孩们建立起第一道神经性厌食症的防线。

一、神经性厌食症是谁

（一）神经性厌食症的定义

很难想象一条讨厌水的鱼怎样生活，可有些人却不能和维系自己生命的食物和平相处。神经性厌食症就是通过这样残酷的手段一点点地蚕食人们（尤其是年轻女性）的生命。但，对于厌食症，你了解多少？

提起厌食症，顾名思义，你大概能推断出它的作案手段：年轻爱美的女孩子，在它的怂恿下，节食减肥瘦过头，终于被它攻陷。

从医学的角度看，神经性厌食症是一种由心理因素引起的饮食障碍，以厌食和体重减轻为主要特征，是一种多见于青少年女性的进食行为异常，特征为故意限制饮食，使体重降至明显低于正常的标准，为此采取过度运动、引吐、导泻等方法以减轻体重。

（二）神经性厌食症的发展史

神经性厌食症最早有据可查的病例始于1689年，在当时被认为是上流社会少女因心情烦闷而引发的"神经性消耗症"。其实，控制饮食直到皮包骨甚至香消玉殒的案例，在这之前就已有之。

能否超脱口腹之欲的享受，摆脱来自本能的限制，成了各种宗教灵修的着力点。13世纪的欧洲，信仰天主教的女孩子们为了表现自己的虔诚，常年仅以一点点食物果腹，视饥饿为洗脱原罪，诚心侍奉上帝的善举，她们称之为"神圣节食（holy anorexia或anorexia mirabilis）"，就算因此而死，也是件值得褒奖的事情。文艺复兴之后，这种传统才慢慢消失。

可随着20世纪初时尚业的蓬勃发展，瘦削如平板的身材被所有潮人追捧，神经性厌食症也再次借尸还魂，随着芭蕾舞女、体操运动员和时尚模特一起席卷东西方世界，成为时尚界的"流行病"。目前全世界有0.3%~3.7%的人患有厌食症，高发年龄为14~19岁，其中90%是女性。

如果说中世纪的姑娘们节食是为了追求信仰，那么当代的信条则应该是完美主义。聚光灯下，所有瑕疵都无所遁形，观众们越来越刁难你在屏幕上的大饼脸、粗象腿。"好女不过百""要么瘦，要么死"——这个口号还真不是夸张，厌食症致死率高达10.5%，让本是咬牙切齿的励志语录，多了几分"壮士一去不复返"的悲壮。

（三）神经性厌食症的临床表现

1. **追求病理性苗条**。神经性厌食症患者并非真正厌食，而是为了达到所谓的"苗条"而忍饥挨饿，其食欲一直存在。患者为控制体重、保持苗条的体型而开始节食或减肥。常见的方法有限制进食、进食后抠吐或呕吐、过度体育锻炼、滥用泻药和减肥药等。

2. **多种认知歪曲症状**。神经性厌食症患者存在对自身体象认知歪曲，过度关注自己的体型和体重，尽管与多数人一样，甚至非常消瘦，但仍坚持认为自己非常肥胖。神经性厌食症患者对自身胃肠刺激、躯体感受的认知也表现出异常，否认饥饿，否认疲劳感；对自身的情绪状态如愤怒和压抑亦缺乏正确的认识。

3. **否认病情**。否认病情是该症的另一个显著特征，患者拒绝求医和治疗，常常由家属发现其消瘦、进食甚少、腹部不适、长期便秘、闭经等问题而带其到医院就诊。

4．情绪不稳定。神经性厌食症可伴有抑郁心境、情绪不稳定、社交退缩、易激惹、失眠、性兴趣减退或缺乏、强迫症状。还可表现为过分关注在公共场合进食，常有无能感，过度限制自己主动的情感表达。10%~20%的神经性厌食症患者承认有窃食行为；30%~50%的患者有发作性贪食。

5．生理障碍。神经性厌食症（AN）患者长期处于饥饿状态，因能量摄入不足而产生营养不良，导致机体出现各种功能障碍，其营养不良导致的躯体并发症累及到全身各个系统。症状的严重程度与营养状况密切相关。主要表现为：消瘦、皮肤干燥、脱发、畏寒、代谢减慢，睡眠质量下降、早醒，并常出现心血管系统（眩晕、晕厥、心慌、心悸、气短、胸痛、头昏眼花、心衰、心律失常、猝死）、消化系统（消化不良、腹胀、便秘、恶心、呕吐、嗳气）、内分泌系统（闭经、性欲减低、不孕、甲状腺功能紊乱及其他激素水平紊乱）、泌尿系统（肾脏疾病，水、电解质紊乱）、骨骼运动系统（骨质疏松）及中枢神经系统（脑萎缩）等躯体损害。

二、神经性厌食症长什么样——神经性厌食症的主要特点

若不是因为传媒提供的各种"天后女星保持身材的

秘籍",你很难想到可以用抠喉引吐来平复刚才吃掉一块奶酪蛋糕的内疚;若不是那些穿着清凉,纤腰不盈一握的封面女郎,你大概也不会对肚子上的游泳圈如此恨之入骨。

心理治疗师和大众媒体之间的战争,愈演愈烈,从专业探讨一直蔓延到社会生活领域,封杀过瘦模特,谴责宣传蔬菜代餐、排毒饮食。似乎没有了时尚圈,厌食症就能跟着销声匿迹。可事实上,这位少女杀手非常复杂,至今还让人捉摸不透。神经性厌食症的主要特点如下:

(1)刻意减少进食,限制食物的量和种类;限制每日热量,通常吃得很少。

(2)隐蔽的节食行为,常以"吃不下、没胃口"为理由,使行为合理化;

(3)特有的进食行为,如每餐必须剩下部分食物,或在别人监督下吃完再偷偷吐掉;有的患者坚持只吃水煮青菜,嘴嚼一下就吐掉,不吃主食,不吃"容易发胖的食物"。

(4)自己不进食或很少进食,却要求并监督他人进食;

(5)暴食常见,但部分患者表现为"主观暴食",即患者给自己规定了严格的进食计划,当比计划多吃一些后,会主诉"暴食"了。

(6)女人!还是女人——女性常见。15~40岁的女性中发病率为1%，平均发病年龄为17岁。男女发病率之比小于1：20。

三、对照就明了三分——神经性厌食症的诊断标准

DSM–V对神经性厌食症的诊断标准规定如下，如果你怀疑自己或身边的人可能有罹患此病的可能性，请认真对照。

（1）相对于需求而言，在年龄、性别、发育轨迹和身体健康的背景下，因限制能量的摄取而导致显著的低体重。显著的低体重被定义为低于正常体重的最低值或低于儿童和青少年的最低预期值。

（2）即使处于显著的低体重，仍然强烈害怕体重增加或有持续的影响体重增加的行为。

（3）对自己体重或体型的体验障碍，体重或体型对自我评价的不当影响，或持续地缺乏对目前低体重的严重性的认识。

此外，还应注意神经性厌食症的两个亚型。

（1）限制型：在过去的3个月内，个体没有反复的暴食或清除行为（即自我引吐或滥用泻药、利尿剂或灌肠）。此亚型所描述的体重减轻的临床表现主要是通过节食、禁食或过度锻炼来实现。

（2）暴食/清除型：在过去的3个月内，个体有反复的暴食或清除行为（即自我引吐或滥用泻药、利尿

剂或灌肠）。

四、张冠可别李戴——神经性厌食症的鉴别诊断

在神经性厌食症的诊断过程中，需要将其与下列疾病区分，可别张冠李戴。

（一）躯体疾病

很多躯体疾病特别是慢性消耗性疾病，如大脑的肿瘤或癌症，可导致明显的体重减轻，应通过相关检查予以排除引起体重减轻的躯体疾病。神经性厌食症患者普遍存在内分泌紊乱，应通过相关检查排除原发内分泌疾病。

（二）抑郁症

抑郁症患者往往有食欲减退的特点，而神经性厌食症患者食欲正常并且会有饥饿感，只有在严重阶段神经性厌食症患者才有食欲减退；抑郁症患者没有神经性厌食症患者强烈的肥胖恐惧或体象障碍；神经厌食症中常见活动过度，是计划好的仪式性行为，有对食谱和食物卡路里含量的先占观念，而抑郁症患者并没有这些表现。

（三）躯体化障碍

神经性厌食症患者的体重涨落、呕吐和奇特的食物

处理也可见于躯体化障碍患者。通常，躯体化障碍患者的体重减轻不会像神经性厌食症患者那么严重，也不会像神经性厌食症患者常见的那样表达对超重的病态恐惧，闭经3个月以上在躯体化障碍患者中并不常见。

（四）精神分裂症

对于精神分裂症患者，有关食物的妄想很少涉及到卡路里含量。患者常见的表现是确信食物被投毒了；患者也很少有对肥胖恐惧的先占观念，并且没有神经性厌食症患者常见的活动过度。

（五）神经性贪食症

神经性贪食症是以反复发作性暴食，并伴随防止体重增加的补偿性行为及对自身体重和体型过分关注为主要特征的一种进食障碍，患者体重正常或轻微超重，很少体重下降15%。虽然神经性厌食症患者也可引发间歇发作的暴饮暴食，但体重有明显减轻，比正常平均体重减轻15%以上，并导致闭经等内分泌紊乱。

知识拓展

贪食症是厌食症的近亲

厌食症患者常常限制食物的摄取量，但有时候会因受不了饥饿之苦，而产生精神上及行动上的冲动，吃下大量食物。因此厌食症很有可能转化为贪食症，造成"暴食-厌食-贪食"的恶性循环。神经性厌食症伴有暴食行为时伤害最大，不仅患者本身体质偏弱，内分泌异常，暴食催吐又对身体造成了二次伤害，其危害程度可想而知。

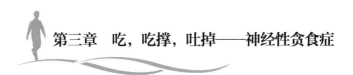

第三章　吃，吃撑，吐掉——神经性贪食症

　　吃，吃，吃，不停地吃，吃得难受，吃得撑不下，然后再把吃的都吐出来，排泄出来，过度运动消耗掉……这就是神经性贪食症（BN）。

　　小茜，女性，24岁，某高校大学生。小茜有着高高的个子，修长的身材。仔细观察后发现，她面色苍白，颧骨下端比较丰满，牙齿上有许多褐色的斑点，手背上有被牙齿咬过的伤痕。

　　小茜上大学后，由于地区差别，进校时的成绩在班上不算好，加上不喜欢父亲给自己选定的专业，学习感到吃力。上学以来的那种优越感一下子没有了，经过努力实在赶不上去，感到非常沮丧，进食增加，体重增加也较快，为此更加焦虑。此时，想起苗条身材的魅力，学习不出色，体型出色一样可以增加女孩的自信心，所以，便开始了更加严格的减肥计划。由于严格的节食，她往往坚持不了几天就饥饿难忍，于是开始暴饮暴食，之后又感到焦虑而诱发呕吐，服用泻药。此后，这个恶性循环就开始了。近六年来，暴食-呕吐-导泻，小茜一直在这个怪圈中走不出来，而且她还逼迫家人同意自己去作减少腹部脂肪和将腹部皮肤拉紧的各种手术。

一、神经性贪食症是谁

上述案例中，由于对自身体重和体型的过度关注和不客观的评价，近六年来，小茜一直在暴食-呕吐-导泻这个怪圈中走不出来，反复发作、不可控制、冲动性地暴食，继之禁食、诱导呕吐、服用泻药等。小茜是一位典型的神经性贪食症患者。

（一）神经性贪食症的定义

神经性贪食症（BN），又名贪食症，是以反复发作性暴食，并伴随防止体重增加的补偿性行为及对自身体重和体型过分关注为主要特征的一种进食障碍。主要表现为反复发作、不可控制、冲动性地暴食，继而采取不适当的防止增重的补偿性行为，如禁食，过度运动，诱导呕吐，滥用利尿剂、泻药、食欲抑制剂、代谢加速药物等，这些行为与其对自身体重和体型的过度关注和不客观的评价有关。贪食症患者体重正常或轻微超重，30%~80%的贪食症患者有厌食症史，有时可有肥胖史。

（二）神经性贪食症的临床表现

橙子今年才23岁，却有过四年可怕的进食紊乱史。她一度因每晚摸不到自己身上的锁骨和胯骨而无法入睡，除了暴吃暴吐，她还运动，最高记录为一天跳舞八小时还不吃不喝。她最厉害的时候是2005年和2006年，天天想自杀，不喜欢任何人，每天希望不要醒来，每天都在想："怎么死比较好看一点，觉得还是车祸好"。

我们都知道英国的戴安娜王妃，但可能没几个人知道在她美丽高贵的外表之下，却曾经用"吃"来解除自己深埋在内心的苦恼。在世纪婚礼的前一天晚上，查尔斯王子的礼物和信并没能帮助这位未来的王妃平息几个月来郁积在心中的苦恼。就在那个本该安睡的夜晚，她吃下了很多食物，最后病倒了。在戴安娜日后的宫廷生活中，冲突、焦虑、痛苦、忧郁始终伴随着她。她必须经常进食大量的食物，甚至要溜进厨房去寻找食物以快速地填入腹中。

神经性贪食症的临床表现症状如下：

（1）有暴食史，进食量远远超过正常，患者常常是吃到自己难受为止。

（2）暴食后马上采取不恰当补偿措施以防止体重增加，平均发生次数为1周至少2次，时间持续3个月以上。

（3）在初期，患者对自己的暴食行为感到害羞，常是秘密进行。

（4）暴食行为可由以下因素引发：情绪烦躁，人际关系不良，节食后感到饥饿，对体重、体型不满等。暴食时可暂缓烦躁情绪，但随后不久患者便对自己不满而情绪低落。

（5）发病初期，患者对进食行为控制能力变弱；发病后期，完全丧失自控能力。

（6）最常见的控制体重的方法是诱呕，有用手或其他器械刺激咽喉部致吐，也有服用催吐剂致吐，一段时间后不用催发，患者想到呕吐便会呕吐，即使仅进食少量食物亦能呕出。

（7）有1/3左右的患者使用导泻剂减轻体重，极少数患者甚至使用灌肠法。

（8）有的患者不采用直接清除食物的方法，而是增加体能消耗，如快速活动，增加体育锻炼等，活动量大大超过正常，且影响正常生活。

（9）患者过分重视自己的体型，常感到不满意。

（10）可伴有抑郁或焦虑症状，内容多数与体重或体型有关。

（11）病情严重者，可出现水、电解代谢紊乱，表现为低钾血症、低钠血症等。呕吐致使胃酸减少而出现代谢性碱中毒，导泻则可导致代谢性酸中毒。

（12）疾病后期，因食道、胃肠道、心脏等并发症而有致命危险。

二、神经性贪食症长什么样——神经性贪食症的主要特点

昨天晚上她又无法控制地大量进食了——避开所有人，搜集一大堆零食，独自在屋里敞开肚子大吃大喝，然后呕吐或者服用泻药、减肥药。她的食量惊人，就像一个食物焚化炉，所吃下的尽是高脂肪、高糖、高碳水化合物的食物，如面包、蛋糕、饼干、雪糕、油炸食品等。第二天早上，她睁开眼睛，直挺挺地躺在床上。她感到嘴里又干又涩，很想爬起来喝口水，却又觉得昨天晚上没有呕吐干净的食物已在身体内生根发芽，如果喝水，就会像春天的雨露一样，滋润那些萌生的脂肪细胞们茁壮成长。她摸摸肚子，捏捏大腿，好像在揉捏一个即将腐烂的西红柿，如果一不小心破了，腐败、鲜红的汁水将浸湿床单，空气里刹那间就会弥漫起一股令人作呕的味道。仿佛根本没有什么东西活着，包括她自己。"起床，还是不起？"在模糊的意识中她感到纵使起床，面对她的一整天也无非是在吃和不吃之间挣扎，无非是暴食一顿，然后吐掉，然后再暴食，再吐掉……直到入夜以后，精疲力尽地躺倒在床，等待同样的明天到来。

神经性贪食症与神经性厌食症相比，发病年龄略晚，患病率更高，其显著的特征是有暴食现象，并且其进食行为是不能控制的，进食后还会采取一些补偿性行为，最常用的是泻出行为，包括进食后的呕吐或使用利

尿剂或其他类似的药物。但此类患者在贪食后又会觉得后悔与内疚。具体来说有以下特点。

（1）强迫性的暴食，在很短的时间内（如2小时内）吃下大量食物，并且缺乏对进食的控制感，不能自已。

（2）呕吐与清洗，经常使用能影响体重和体型的不适当的补偿方法，比如自引呕泻，禁食，过度运动，滥用利尿剂、泻药、食欲抑制剂、代谢加速药物等。

（3）胃肠功能失调的症状，如严重便秘或者永久性的盲肠损坏。

（4）反复发作，暴食和补偿行为同时出现，至少每周2次，持续3个月以上。

（5）贪食后的后悔与冲突，神经性贪食症由于对自身体重和体型过分关注，一暴食完就后悔，又迫不及待地采取防止增重的不适当的补偿性行为，内心不断地在暴食和清理暴食之间冲突。下面（图1）是神经性贪食症的情绪行为链，很好地反映了神经性贪食症的这一特点。

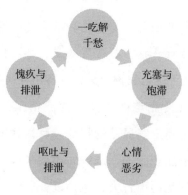

图1　神经性贪食症的情绪行为链

三、对照就明了三分——神经性贪食症的诊断标准

下面是DSM-V对神经性贪食症的诊断标准，供大家一一对照。

为了确诊，下列条目是必备的。

1. 反复发作的暴食。暴食发作有如下特征：

（1）在一段固定的时间内进食（例如，在任何2小时内），食物量大于大多数人在相似时间段内和相似场合下的进食量。

（2）发作时感到无法控制进食（例如，感觉不能停止进食或控制进食品种或进食数量）。

2. 反复出现不适当的代偿行为以预防体重增加，如自我引吐，滥用泻药、利尿剂或其他药物，禁食或过度锻炼。

3. 暴食和不适当的代偿行为同时出现，在3个月内平均每周至少1次。

4. 自我评价过度受体型和体重影响。

5. 该障碍并非仅仅出现在神经性厌食的发作期。

知识拓展

生活中的蛛丝马迹——警惕身边的神经性贪食症患者

仔细观察，神经性贪食症在日常生活中通常会露出如下马脚，身边人多留意就能发现。

（1）暴饮暴食，难以控制的暴吃冲动，但是没有明显体重增加。

（2）经期不规律。

（3）用餐后频繁使用厕所，马上到洗手间抠喉。

（4）通过节食、禁食、激烈运动、呕吐、滥用通便剂或利尿剂。

（5）皮肤变差，容易疲劳，以致虚弱，精疲力竭。

（6）常见胃灼热、便秘、消化不良、眼睛充血等。

（7）出现因过度呕吐而导致的喉咙痛及蛀牙，脖子和脸上腺体肿胀。

（8）对体重及身材有不正常观念，过分看重体重。

（9）焦虑、抑郁、自我形象低落、感觉孤立无助、情绪波动、心情大起大落。

（10）花费大量金钱购买食物。

（11）过量运动，对锻炼着迷。

四、张冠可别李戴——神经性贪食症的鉴别诊断

为了准确判断是否是神经性贪食症，我们需要与下列疾病相区分。

（一）神经性厌食

如果暴食和清除行为单单发生在神经性厌食症发作阶段，或发生在交替出现经常性厌食与间歇性暴食症状

的患者身上时，均应诊断为神经性厌食症。

（二）神经系统疾病

一些神经系统疾病或综合征，如癫痫等位性发作、中枢神经系统肿瘤、Kluver-Bucy综合征、Kleine-Levin综合征等，也有发作性暴食等表现，通过神经系统检查可进行鉴别。具体如下。

Kluver-Bucy综合征又称颞叶切除后行为变态综合征。切除恒河猴两侧颞叶（包括20、21、22区，海马回，杏仁核）后，经3周~2年出现此特殊表现。在人类见于切除双侧癫痫病灶、脑炎后，Alzherimer病及Pick病、脑挫伤、脑动脉硬化等，与边缘系统的损伤有关。双侧颞叶切除术后立即出现如下症状：对人物的认识丧失，包括不认识最亲近的人，无恐惧与愤怒反应，自残型性欲过盛，同性恋倾向，食欲过盛，思维变化过速，记忆力显著减退。此病除食欲过盛外，无其他神经性贪食症症状。

Klein-levin综合征，又称周期性嗜睡贪食综合征，表现为发作性沉睡（不分日夜）和贪食，持续数天。患者醒了就大吃，吃了又睡。一次患病后体重增加明显。无催吐、导泻等控制体重行为，亦无对体型或体重不满的表现，故与神经性贪食症易于鉴别。

癫痫等位性发作、中枢神经系统肿瘤等器质性疾病，可出现暴食行为，病史、体检及各项功能检查，发现均有器质性病变基础，则不考虑神经性贪食症，而且这类患者缺乏控制体重的不恰当行为。

（三）重性抑郁症

重性抑郁症患者可出现过量饮食，但没有为减轻体重而采取不恰当的补偿行为，如催吐、导泻等，故与神经性贪食症不同。

（四）精神分裂症

精神分裂症患者可继发暴食行为，患者对此视之默然，无任何控制体重的行为，且有精神分裂症的其他症状。

此外，在诊断神经性贪食症时，应注意与糖尿病进行鉴别。

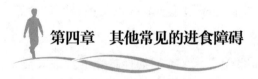

第四章 其他常见的进食障碍

一、吃那么多，饕餮吗？——暴食障碍

饕餮，是我国古代传说中的一种神兽，据说是龙的第五子，食量大，其最大特点就是能吃、贪食，以至于吃光了所有之后开始吞噬自己，最后仅剩下了头颅，故

而饕餮有贪食的本意，用于比喻贪吃者、贪吃之人。暴食障碍者何其似饕餮！

本来一周都没有暴食，但是到了周五周六，就不行了。我和朋友说今天很饿，好好补补，就和他一起到麦当劳，我说自己买回家吃。我拿出口袋里仅有的200元，对服务员说：5个圣代，两个牛柳汉堡，两个鸡腿，两份薯条，两大杯可乐。我的朋友用异样的眼神看着我。到家后我全吃了，还吃了很多巧克力、月饼、薯片、花生米。我都弯不下腰了，反正感觉很不爽，不想出去了，感觉特空虚，还恶性循环，越不想出去就越想吃，当时的心情就跟喝了酒发晕似的，其实糖分猛然吃多了也会醉，是因为血糖突然升高的原因，这时的神志比平时要模糊。

昨晚我又暴食了，凌晨2点多偷偷钻进厨房开冰箱，一盒250ml牛奶，一瓶960ml特浓酸奶，三根玉米热狗肠，连淡而无味的白粥我也不放过，又干掉了一大碗，10块曲奇饼，不停地反酸，发觉自己超变态，不单白天又蛋糕又面包的一大堆，糖水、饼干更没少，连深夜也不放过，只要在没人的时候就会不顾形象地大口吞咽，没救了我，短短一年半就暴涨45斤，以往80变125，朋友都认不出我，很痛苦啊！

本例中"我"一周至少有2天暴食发作，为了吃花光了所有钱，避开他人隐秘地吃，体重增加，内心苦恼，反复发作暴食，自我估价降低，并发糖尿病症状，未见食物净化或过度运动行为。这个例子中的吃法，像不像饕餮？

（一）暴食障碍是谁

虽然《国际疾病和相关健康问题分类（第10版）》（ICD-10）和《精神疾病诊断符合中国精神障碍分类与诊断标准（第3版）》（CCMD-3）均无暴食障碍的规定。但《美国精神障碍诊断与统计手册（第5版）》（DSM-V）明确了暴食症。因此我们把暴食障碍纳入讨论范围。

暴食障碍也称病态性进食障碍，是指周期性发作的短时期内吃大量食物却无控制体重的行为，它不同于宴会或吃特别喜欢的食物时偶尔的过食行为。Gauvin，Steiger 和Brodeur（2009）通过电话随机调查了1501位30岁左右的加拿大女性，也发现受访者中符合暴食症诊断标准的比例高达3.8%。在美国，暴食症已经非常普遍，多达四百万人偶有暴食行为的发作，社区样本显示暴食障碍的患病率已经达到了0.7%~4.0%。鉴于此，2016年颁布的《美国精神障碍诊断与统计手册（第5版）》（DSM-V）已将暴食症列入进食障碍。

（二）暴食障碍长什么样——暴食障碍的主要特点

暴食障碍具有如下特点。

（1）暴食症以反复发作暴食行为为特点，患者不会采取绝食、引吐、过度运动和导泻等行为。

（2）发病年龄较大，多数为40多岁，其中1/4为男性，暴食症患病率为2%。不管是减肥人群还是普通人群，女性患病率均高于男性。

（3）暴食症伴发的肥胖可引起躯体疾病，如脂肪肝、血脂异常、糖尿病等一系列并发症。

（4）暴食症患者比普通肥胖患者患精神疾病的比例要高，包括抑郁症、惊恐发作、酒精依赖和回避型人格障碍等。患者为暴食症所困，当他们试图减肥时更是痛苦，约50%的肥胖暴食者出现抑郁。如果被发现是暴食者，他们会感觉非常尴尬，并随后产生负罪感。

（5）暴食导致摄入热量过多，暴食症患者明显超重，但进食模式混乱；与肥胖密切相关，在因肥胖就诊的患者中1.3%~30.1%为暴食障碍患者，但肥胖并不是其必备条件。

（6）对超重恐慌，对身材不满，但不过度关心体重。

（7）想控制，但无法控制，缺乏停止暴食的自我意识，自尊低下。

下面是一例典型的暴食障碍案例。

早饭：2个蜂蜜蛋糕，5个沙琪玛，2个核桃派，1个山楂锅盔，5块德芙巧克力；

午饭：1碗油炒面，1个蜂蜜蛋糕，3块德芙巧克力，3碗泡面，1个鸡蛋，辣白菜若干，1个大苹果；

晚饭：2个蜂蜜蛋糕，1碗酸辣粉，1碗泡面，5个元宵，

5块德芙巧克力，2个大苹果，1瓶可乐。

一例男性暴食症患者则自述：一个多小时里，他自己消灭了4盘菜，外加1小盘赠送的小菜和3瓶啤酒。他把剩下的大骨头、鱿鱼、牛肉等菜打包，又把那瓶没喝的二锅头揣在上衣兜里，"太着急了，要是再给我一小时，这些菜我都能吃了，还能再喝5瓶啤酒。如果要30多盘菜，我一天之内就能吃完。"

（三）对照就明了三分——暴食障碍的诊断标准

暴食症是新近定义的一种疾病，特点是暴食之后不出现导泻。DSM-V中暴食症的诊断标准如下所述。

1. 反复发作的暴食。暴食发作有如下特征：

（1）在一段固定的时间内进食（例如，在任何2小时内），食物量大于大多数人在相似时间段内和相似场合下的进食量。

（2）发作时感到无法控制进食（例如，感觉不能停止进食或控制进食品种或进食数量）。

2. 暴食发作与下列3项（或更多）有关。

（1）进食比正常人快得多。

（2）进食直到感到不舒服的饱腹感。

（3）在没有感到机体饥饿时进食大量食物。

（4）因进食过多感到尴尬而单独进食。

（5）进食之后感到厌恶自己、抑郁或非常内疚。

3. 对暴食感到显著的痛苦。

4．在3个月内平均每周至少出现1次暴食行为。

5．暴食与神经性贪食中反复出现的不适当的代偿行为无关，也并非仅仅出现在神经性贪食或神经性厌食的病程中。

（四）张冠可别李戴——暴食障碍的鉴别诊断

暴食障碍主要需要与神经性贪食症鉴别。从疾病名称上来看，神经性贪食症与暴食障碍是一种疾病，但实质上它们是有区别的。

1．贪食症与暴食障碍都是患者阶段性的暴饮暴食，但贪食症患者在暴食后会产生负罪感，进行催吐等行为来控制体重。而暴食症患者不太在意自己的体型，只是单纯地对进食失控。

2．暴食障碍患者普遍发生于那些肥胖的个体，经常伴有体重增加的症状，这和神经性贪食症不同。

3．在患者年龄和性别分布上，贪食症患者平均年龄小于暴食症患者，且患者多为女性，而暴食症患者则以男性居多。

二、自发或故意诱发的反复呕吐——神经性呕吐

自发或故意诱发、无恶心而反复呕吐，既不费力也不痛苦，吐后即食，没有任何器质性疾病，也没怀孕，这就是神经性呕吐。

琳，女，23岁，2010年3月起，因工作压力大，心情一直很差。从那时起，经常无明显诱因地出现呕吐，食后即吐，为非喷射状，呕吐物为胃内容物，量多，呕吐时不断地喝水，又不断地呕水，自发性地呕而非诱发，有时干呕，症状每次持续达数小时，甚至10余小时，大多要持续到当天深夜，呕吐自行消失后方能入睡，第二天起床后，一切恢复如常，进食正常。呕吐发作时，无头痛，有轻微头晕、乏力、烧心、心烦等现象。经住院检查未发现其他疾病。2012年1月，病情加重，呕吐的次数增多，持续时间变长，几乎每天都出现呕吐。伴轻度头昏、头痛、乏力，体重有所下降（但仍在正常体重范围），无暴食现象。

琳因工作压力大而导致情绪不佳，呕吐自发地反复发作于进食以后，呕吐物为刚吃进的食物，无害怕发胖和减轻体重的想法。2012年1月，几乎每天都出现呕吐，持续时间长，体重无明显减轻，无其他疾病。这是一个典型的神经性呕吐案例。

（一）神经性呕吐是谁

神经性呕吐又称心因性呕吐、功能性呕吐、伴有其他心理紊乱的呕吐，是一种自发或故意诱发反复呕吐的精神障碍。该病不伴有其他的明显症状，无明显器质性病变，呕吐物为刚吃进的食物，神经性呕吐不影响下次进食的食欲，常与心情不愉快、心理紧张、内心冲突有关。多数患者无担心发胖的心理和减轻体重的愿望，少数患者有害怕发胖和减轻体重的想法，但由于总的进食量不减少，体重无明显减轻。

本病女性比男性多见，通常发生于成年早期和中期。部分患者具有癔症性人格，表现为自我中心、好表演、易受暗示等。

（二）神经性呕吐长什么样——神经性呕吐的主要特点

神经性呕吐的主要特点如下：

（1）表现为进食后呕吐，一段时间内反复发作。呕吐往往在进食后突然发生，一般没有显著恶心感觉，呕吐不费力，呕吐几乎每天发生，并至少已持续1个月。

（2）有一定心理社会性因素，常与心情不愉快、心理紧张、内心冲突有关，不能否定患者以呕吐作为暂缓内心冲突的一种方法。神经性呕吐伴有夸张、做作，易受暗示，突然发作，间歇期完全正常。有些患者接触某些印象不良的刺激物，如某些食物、药物，甚至某些特定的场景，也能引起呕吐。

（3）体重无明显减轻。神经性呕吐一次的呕吐量不多，不影响食欲和食量，常在呕吐后即可进食，因此多数无明显营养障碍，体重不会明显减轻。

（4）已进行全面体检，没有找到解释该症状的躯体疾病。体检排除了其他可致呕吐的躯体疾病。

（5）及时治疗预后良好。神经性呕吐治愈率可达70%。

（三）对照就明了三分——神经性呕吐的诊断标准

ICD-10对于神经性呕吐没有明确的诊断要点，DSM-V中取消了神经性呕吐这一条目，只有CCMD-3对神经性呕吐给出了诊断标准。我们在此给大家介绍CCMD-3对于神经性呕吐的诊断标准。

（1）自发或故意诱发的反复发生于进食后的呕吐，呕吐物为刚吃进的食物。

（2）体重减轻不显著（体重保持在正常平均体重值的80%以上）。

（3）可有害怕发胖和减轻体重的想法。

（4）这种呕吐几乎每天发生，并至少已持续1个月。

（5）排除躯体疾病导致的呕吐，以及癔症或神经症等。

（四）张冠可别李戴——神经性呕吐的鉴别诊断

神经性呕吐的呕吐症状与其他疾病所致的呕吐不一样，所以，一定要好好区分。

1. 与癔症区分

癔症患者可出现呕吐现象，但其作为癔症症状之一，症状有继发性获益及与暗示相关等特点，患者有明显的表演性人格。

2．与神经性贪食症区分

神经性贪食症患者自我诱发呕吐出现于暴食（不能控制的过量进食）发作之后。

3．与躯体疾病导致呕吐区分

病史、体检及各项检查明确存在躯体疾病，呕吐与躯体疾病有关，则首先诊断为该躯体疾病，不考虑诊断神经性呕吐。

三、非厌食、非贪食，似厌食、似贪食——非典型进食障碍

有研究人员对99名12~19岁的青少年进行了为期6年的跟踪研究发现，2005年只有8%的青少年出现非典型进食障碍（atypital eating disorder，AED），但到了2009年，这一比例已上升至47%。这一数据已经告诉了我们一个触目惊心的事实——非典型进食障碍已经加入到新型杀手群中。

（一）非典型进食障碍是谁

有这样一种进食障碍，它非厌食、非贪食，似厌食、似贪食，但两者都非典型，这就是非典型进食障碍。近年来，这种进食障碍病患急剧增多。下面是一例非典型进食障碍的典型案例。

伊，1991年出生，大二学生，独生女。平时的饮食

习惯如下：早饭一定会吃的，并且吃很多，午饭的量也很多，晚饭有时吃，有时不吃。暴食通常发生在家里，频率约为一周两次，有近一年半的历史。平时在学校比较克制，回到家里就放开了吃，从早饭开始不间断地在吃，一直吃到晚饭，吃到觉得自己的胃要爆炸了，已经吃到嗓子眼了，去喝点水之后继续吃，吃完肚子非常难受。如果暴食发生在学校，基本都是自己偷偷地吃东西。暴食之后，很讨厌自己，很郁闷，并且会在心里骂自己，训斥自己。没有催吐，但是会去运动，频率约为每周三次，严重暴食后一定会大量运动，有50天未来月经。因为觉得自己很胖，非常想减肥。曾尝试网络上流传的"三天蜂蜜减肥法"，只喝蜂蜜水，刚开始瘦了很多，但到后来，体重很快又反弹回去，甚至比之前更胖。

1. 非典型进食障碍的定义

非典型进食障碍，在DSM-V中被称为"其他特定的喂食或进食障碍"，是指具备进食障碍的典型症状，并引起有临床意义的痛苦，导致社交、职业或其他重要功能方面的损害，但不符合进食障碍类别中任一种疾病的诊断标准。

2. 非典型进食障碍的主要类型

在DSM-V中，主要介绍了5种常见的非典型进食障碍。我们重点对非典型神经性厌食和非典型神经性贪食予以介绍。

非典型神经性贪食应用于描述那些缺乏神经性贪食症的一个或多个关键特征，但除此之外却表现出相当典型的临床症状的患者。它最常用于描述那些体重正常甚至超重，却伴有暴食后呕吐或导泻的典型周期的一类人。与抑郁症状并存的部分综合征并非少见，然而如果抑郁症状已单独满足了抑郁障碍的诊断，那么两个诊断分别成立。非典型神经性贪食包含正常体重贪食症。上述案例中的伊就是非典型神经性贪食症患者。

非典型神经性厌食应用于描述那些缺乏神经性厌食症的一个或多个关键特征（如：闭经或显著的体重下降），但除此之外却表现出相当典型的临床症状的患者。可在综合医院的精神科会诊或基层卫生保健中见到这类人。那些存在全部特征症状但程度较轻的患者最好也使用这一术语描述。这一术语不能用于描述类似神经性厌食但实则是已知的躯体疾病所致的进食障碍患者。请看下面这一案例。

芸，一紧张就心悸、反胃，见到吃的就想吐，对饮食和食物有抵触情绪，紧张时没办法逼迫自己吃下饭，现在166cm，体重50kg。从仅有的资料看，芸的体重指数为18.1，高于神经性厌食症诊断标准的17.5，无下列减轻体重的手段：自我引吐，自行导致的通便，运动过度，服用食欲抑制剂和/或利尿剂，故为非典型神经性厌食。

（二）对照就明了三分——非典型进食障碍的诊断标准

DSM-V主要介绍了常见的5种非典型进食障碍的诊断标准。

（1）非典型神经性厌食：是指符合神经性厌食的全部诊断标准，除了尽管有显著的体重减轻，但个体的体重仍处在或高于正常范围。

（2）神经性贪食（低频率和/或有限的病程）：符合神经性贪食的全部诊断标准，除了暴食和不适当的代偿行为少于平均每周1次和/或少于3个月。

（3）暴食障碍（低频率和/或有限的病程）：符合暴食障碍的全部诊断标准，除了暴食的出现少于平均每周1次和/或少于3个月。

（4）清除障碍：在不存在暴食的情况下，有反复的清除行为以影响体重或体型（例如：自我引吐，滥用泻药、利尿剂或其他药物）。

（5）夜间进食综合征：反复发作的夜间进食，表现为从睡眠中醒后进食或晚餐后过度进食，能够知道和回忆起进食行为。夜间进食不能用外源性影响更好地解释，如个体睡眠-觉醒周期的改变或当地的社会规范；夜间进食引起了显著的痛苦或功能性损害。此混乱的进食模式不能用暴食障碍或其他精神障碍来更好地解释，包括物质使用，也不能归因于其他躯体障碍或药物的影响。

四、不仅仅是挑食或厌食这么简单——回避性/限制性进食障碍

回避性/限制性进食障碍（avoidant restrictive food intake disorder，ARFID）是DSM-V中新增的进食障碍类型，是由DSM-IV中的"婴儿及童年时期饮食疾患（feeding disorder of infancy or early childhood）"改名而来，但诊断范围比后者更广泛。

（一）回避性/限制性进食障碍是谁

关于回避性/限制性进食障碍，先请大家看看如下案例：

我不想吃某样东西时，会在表示感谢的同时拒绝。最好的结果是：我只是让某人感到不快，而最糟糕的情况是：我会就此结下一个一生的死对头。

我是在古斯塔夫斯的一次沙滩派对上遇到这个狂热的螃蟹爱好者的。几个小时前还在冰冷的太平洋海水中爬行的大型阿拉斯加帝王蟹，如今已经出现在沸水锅里。一位善意的渔夫为我从锅中捞出了我的头道菜，豪爽地说："来，拿把剪刀吧！"

在我第三次表达感谢和拒绝后，他明显生气了，语调也从"友好的劝说者"变成了"监狱看守"，面部表情似乎在说："见鬼，我的责任就是让你有一些独一无

二的经历，拿起你该死的剪刀，吃下这该死的螃蟹，这样你高兴我也高兴！"我知道他所有的友好都会因我的下一句话而烟消云散："我不吃螃蟹。"思考了一会儿，我又补充道："不管你们用多少黄油和大蒜为这东西调味，我永远不会让这种装配了铠甲的蜘蛛靠近我的嘴！"这位渔夫难以置信地看着我："你不吃螃蟹，你怎么回事啊？"

······

我的"对不起，我不饿"清单上的食物包括：一切海产品、鸡蛋、火腿、豆腐、牛奶、布丁、果酱、鸡尾酒、小香肠、人造奶酪、野味，一切腌制食品，一切含脸部的食物，所有内脏、鸡腿，一切有皮的食物、奶油制品、浮游在浑浊液体中的奶酪，一切哺乳类和爬行类动物、小白菜、葡萄干、杏仁、大部分李子、有果肉的橙汁、香蕉的最后一口，绿色的西红柿和所有菌类。这些东西我觉得吃起来味道像土，入嘴的感觉像痰。

从上面的描述中我们可以看到，他对很多食物的味道、材料极其敏感，拒绝品尝，并因此给他的社交活动带来不良后果。

1. 回避性/限制性进食障碍的定义

回避性/限制性进食障碍，又称回避/节制性摄食症，是指对食物的味道、气味和材料极其敏感，这种情况对各个年龄层都有影响。回避性/限制性进食障碍患者或是避免吃太多不吃的食物，或是只吃几种食物。他们隐藏得很好，如非共同进餐，一般情况下外人不容易发现患者的情况。

作为一种刚被DSM-V确认两年的疾病，人们对回避性/限制性进食障碍的了解很少，国外的儿科医生也有63%从未听闻这种疾病。2013年2月13日《多伦多星报》以《新型进食障碍正在影响孩子》为题目，由多伦多两位饮食失调问题专家提醒家庭医生和儿科医生，应该关注一种鲜为人知的饮食失调——孩子自己特别严格地限制摄入的食物类型。

2. 回避性/限制性进食障碍的类型

回避性/限制性进食障碍有极端挑食和偏食症两种。

（1）极端挑食。挑食，就是不按照正常饮食，比较喜欢吃自己喜欢的东西。极端挑食就是因为对食物的味道、气味和材料极其敏感而只吃喜欢的很少种类的食物。比如：一日三餐都吃冰淇淋，且只吃冰淇淋。挑食，主要针对于少年儿童，由于口味偏好或者身体原因，只倾向于吃某几种食物。如：很多儿童表现为不爱吃蔬菜。如果长期挑食，可能会引起身体肥胖或者营养不良。据来自达勒姆杜克大学医学院的研究人员发现，有14%~20%的父母报告自己2~5岁的幼儿是挑食者。孩子挑食可能是由吃某种食物时的糟糕经历而导致的，当强迫他们吃这种食物或者说是尝试新的食物时，会导致他们产生一种焦虑感，有些孩子也可能有强烈的关于某些食物的味道与口感不堪咀嚼的感官体验。中度挑食和重度挑食都可能导致严重的生理或心理问题，极端挑食的身心问题就更加严重了，如只吃冰淇淋的那个案例主人，其血红蛋白数量就很低，当然同时还有严重的情绪问题。

（2）偏食症。偏食症者不是挑食，也不是厌食症患者。他们养成偏食习惯，知道偏食不好，但他们难以自拔。偏食症影响儿童成长及发育，有些病童需要采用软管灌食，才能增加体重和身高。

（二）对照就明了三分——回避性/限制性进食障碍的诊断标准

DSM-V对回避性/限制性进食障碍的诊断，规定如下：

1. 进食或喂食障碍（例如，明显缺乏对饮食或食物的兴趣，基于食物的感官特征来回避食物，担心进食的不良后果），表现为持续地未能满足当时的营养或能量需求，与下列一项或多项有关。

（1）体重明显减轻（或未能达到预期的体重增加或儿童期增长缓慢）

（2）显著的营养缺乏。

（3）依赖胃肠道喂养或口服营养补充剂。

（4）显著地干扰了心理社会功能。

2. 该障碍不能用缺乏可获得的食物或有关文化认可的实践来更好地解释。

3．这种障碍不仅仅出现在神经性厌食、神经性贪食的病程中，也没有证据表明个体存在对自己体重或体型的体验障碍。

4．这种进食障碍不能归因于并发的躯体疾病或用其他精神障碍来更好地解释。当此进食障碍出现在其他疾病或障碍的背景下，则进食障碍的严重程度超过了有关疾病或障碍的常规进食表现，需要额外的临床关注。

关于回避性/限制性进食障碍，我们手头的资料十分有限，多数还是婴儿及童年时期饮食疾患的数据。据《泰晤士报》报道，极端挑食的学龄前儿童，相比同龄人，他们更喜欢或者讨厌某种特定食物，是因为他们极有可能忍受着不安或者沮丧，而这一小部分因情感抑郁引起挑食的儿童仅占3%。而那些不太挑三拣四，被称为中度挑食者的儿童占18%，这些儿童往往只吃小范围内的食物。而无论他们达到哪种挑食程度，两年内，他们出现焦虑症状的次数是其他正常儿童的两倍。相比不挑食的儿童而言，严重挑食的儿童将有两倍以上的概率感到沮丧，缺乏社会安全感。注意力不集中，分离焦虑症则在中度挑食的儿童中更为常见。严重挑食是父母了解孩子情绪问题的第一线索，比如孩子正在经历不安或者沮丧，这意味着孩子们可能需要得到心理健康专家的帮助。

来自达勒姆杜克大学医学院的研究人员发现，孩子挑食常常与潜在的需要进行干预的心理问题有关。有中、重度挑食习惯的儿童与不挑食的儿童相比，前者焦虑症状增加的可能性是后者的近两倍；尽管有中度挑食习惯的儿童并没有出现被诊断为精神障碍的可能性增加的情况，但是严重挑食的儿童被诊断为抑郁的可能性是不挑食儿童的两倍多。极端挑食和偏食症儿童，因进食障碍造成的损伤呈现多种不同的形式，可以影响他们的健康、成长、社交功能及亲子关系。这些儿童经常会感觉到没人相信他们，并且他们的父母常常会因为这些问题而受到指责。

令人遗憾的是，成人的逃避型/限制进食障碍病患报告和相关研究，在我们搜集到的资料中暂时还空缺。

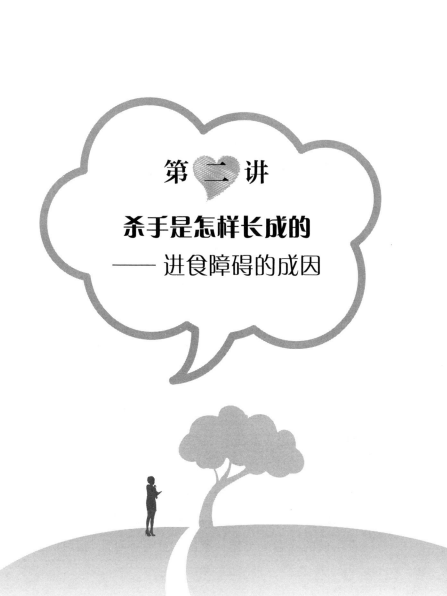

第二讲

杀手是怎样长成的
—— 进食障碍的成因

　　关于进食障碍病因的研究始于20世纪30年代，主要集中在性心理发展障碍，20世纪50年代转向家庭动力学研究，20世纪70年代又进行了社会文化和生物学因素方面的研究。国内现有的进食障碍相关书籍，多从生物学和医学角度进行介绍，而对心理社会因素的重视和分析探讨尚显不够。越来越多的证据表明，进食障碍不仅仅是一个生物医学疾病，其发病与心理社会因素有着千丝万缕的联系，进食障碍在很大程度上是一个"心理病"，属于精神障碍的范畴。所以，本书欲弥补这一缺陷，重点对进食障碍的心理社会因素进行介绍，具体分为个体、家庭和社会三个层面。在讲到这三个层面的因素时，简要穿插一些相关的生物医学因素。在本书第三讲，亦主要侧重从心理社会层面探讨进食障碍的预防、治疗与康复。

　　在编写本书的过程中，通过查找相关资料和一些实地调查，我们发现，不仅仅大众对于进食障碍的认识极为缺乏，甚至有些专门从事心理咨询与治疗工作的人员对它的了解也颇为不够。很多人对于进食障碍成因的认识，仅仅止于"吃"的层面——认为进食障碍是吃出来的问题，是患者不注意饮食规律导致的生理疾病。但实际上远远不是这么回事。所以，在介绍危险因素之前，我们需要大家认识到——进食障碍不仅仅是"吃"出来的问题！隐藏在"吃"背后的是一系列心理、生理和社会层面的问题，个体、家庭和社会都可能与其扯上关系。所以，请大家务必对进食障碍的成因树立这样一个新的、里程碑性的认识！

在介绍危险因素之前，还需与大家探讨的是：进食有时仅仅是我们达到目的的一种手段。我们可以从进食中得到什么？找到进食行为背后的原因至关重要。所以我们可以尝试，跳出圈外，重新审视一下自己，如果没有进食的问题，或者不关注身材的话，我们对自己满意么？我们的生活有问题么？进食是不是一种逃避的手段，那么我们到底在怕什么？恐惧什么？担心什么？当然，有时我们在尝试自我疗愈的时候，很难一下就发现我们的问题如果不是出在进食上，那么到底出在哪里。对此，我们可以借助下面几个问题来帮助我们理清思路：如果我变胖，对我而言意味着什么；如果我的感觉可以说话，它将对我说些什么；我最经常出现的梦境是什么，它想告诉我什么。

找到问题的症结是我们对症下药的前提，那么下面将和大家谈谈，导致进食障碍的常见原因。当然人是极其复杂的，每个人的情况独一无二，我们探讨的原因不能涵盖所有的情况。如果你深受进食障碍的困扰，又无法通过自我疗愈的方式缓解，那么我们建议你寻求专业的治疗，这才是对自己最负责任的方式。

第五章 为什么是我，而不是你——解读进食障碍个体层面的成因

很多被进食障碍荼毒的个体，在饱受厌食、贪食、暴食或呕吐的摧残而欲罢不能时，往往会觉得命运不公平、老天不长眼，会仰天长叹："为什么我会得这个病？为什么是我？"吸引力法则告诉我们，"思想集中在某一领域的时候，跟这个领域相关的人、事、物就会被他吸引而来"，当我们相信什么，我们就会关注什么；我们关注什么，我们就会看见什么。依照这个法则，是我们自己让我们看见这个杀手并被它吸引。也许，你并不同意这个观点，会觉得荒唐可笑。但是，休要急于辩驳，且先听我们说……

一、自我认知系统的功能障碍

（一）核心认知错误

虽然关于进食障碍的核心认知错误的理论研究颇多，但未形成定论，仍有许多争论和困惑。

1. 神经性厌食症的核心认知错误

关于厌食症的认知理论研究，最早可追溯到Bruch的临床观察，他于1973年提出强调患者的思维方式，比如，影响厌食症患者思考和行为的无效感的缺失。截至

目前，关于厌食症的主流认知行为理论主要由Vitousek等提出，相对集中于信息加工、自我表现、人格变化和动机等方面。他们认为：厌食症的临床表现由个体对体型和体重过度关注或过度夸大所维持。这种负性想法起源于一定的人格基础（如禁欲主义，完美主义，情感调整的困难）和社会文化对女性外貌的观点。一旦形成，负性想法自动影响个体，使之产生刻板进食印象和减少进食量的行为，依据认知偏差来加工信息。受随后的躯体情况影响，生物因素也作用于维持曲解认知和厌食行为。

当然，也有其他学者们对厌食症的成因予以了其他分析和解释。Guidano和Liotti（1983年）认为厌食症的核心特征是关于自我确认的认知结构的缺失。Slade（1982年）曾指出厌食症的发生和维持的核心成分是控制的需求，这种需求以控制饮食来表达，并受成功感受的阳性强化，害怕体重增加和避免其他困难的负性强化，最后饮食控制造成体重的下降和过程的自我维持。

2. 神经性贪食症的核心认知错误

Fairburn于1997年详细阐述了神经性贪食症的认知行为理论——神经性贪食症维持过程的核心认知是自我价值评估系统的功能障碍。进食障碍患者夸大地甚至是绝对地判断其进食习惯、体型或体重（经常三者兼具）和自控能力，导致生活中过分关注进食、体型和体重，即使进食过量的情况下，仍积极追求苗条和体重减轻，严格避免肥胖和体重增加。大部分的临床表现直接产生于此核心精神病理现象，包括极端控制体重的行为，多种形式的体重监测和对进食、体型和体重的先占观念。事实上，患者在吃一块糖或喝一杯饮料之后，会认为她们的体型变大了。因此，一个相当小的与进食有关的事件都会引起患者对体重增加的恐惧，对自己身体意象的进一步扭曲以及随之产生的补救计划，比如呕吐、服泻药等清除性行为。

神经性贪食症维持过程的另一负性认知是患者的极度自我批评。当不能达到自己设置的关于进食、体型、体重和自控能力的目标要求时，便认为自身有过错而不是目标设置太高。结果是继发的负性自我评价，这样进一步产生维持进食障碍的恶性循环。不接纳自己也是患者的一个大病根。

知识拓展

进食障碍者认知扭曲的典型范式

进食障碍患者比正常人更关注他人的意见，更想满足他人的意愿，对他人的评价更在意，对自己的要求也更苛刻。对进食障碍患者的认知调查显示，他们的思维方式往往比较极端。在他们看来，任何事物不是好的就是坏的。患者体型认知的典型例子是：

（1）全或无的极端想法。如"不是被我完全控制，便是什么都没有控制"。

（2）片面的看法，即选择事物的次要方面并得出结论。如"只要能变瘦，我就会更有魅力"。

（3）过度泛化，即从一种情况泛化到所有可能的情况。如"昨晚我多吃了一块饼干，因此我总会吃得太多"。

（4）扩大化，即夸大事件的重要性。如"我多吃了几块饼干，所以把整个减肥计划搞砸了"。

（5）个性化，即将别人不好的感觉归咎于自己。如"因为我很胖，所以别人不想看到我"。

（6）情绪化推论，用感觉代替事实。如"我觉得我很胖，所以我确实很胖"。他们认为不能打乱严格的进食规则，否则事情会一发不可收拾。他们痴迷于研究进食规则，并能把这些规划落实到细微之处。

（二）体型认知歪曲

进食障碍患者具有明显的体型认知歪曲，进食障碍产生的直接原因就是个体对身体不满。进食障碍者看自己是哈哈镜里的、被放大的自己，他们经常出现的疑问是："魔镜魔镜，我为什么这么胖？"为了成为魔镜里"最瘦的那个人"，他们豁出去了……

一位西方学者调查了2000名11~18岁的女孩子，询问她们"如果可能的话，你最希望改变什么？你的外表、性格，还是你的生活？"结果59%的孩子希望改变自己的外表，而只有4%的孩子希望更有能力。还有一位学者进行了一项调查，他让小学生和中学生完成这样一个句子："我希望自己……"结果，大部分男孩子回答"我希望高点"；女孩子则回答"我希望小巧点"。这些希望的背后，恰恰隐藏着对体象的不满。

一项针对青春期女大学生对自我体型评价的研究发现：在体型的自我评价方面，自我评价为"瘦"的研究对象极少，而58.2%的研究对象自我评价具有肥胖倾向。而且，从总的倾向来看，评价自己体重偏重的人占绝大多数，正常评价自己体重的人仅占26.8%。范存欣等对1203名女大学生减肥行为及其认知现状进行调查发现，60.52%认为BMI＜18.5时为理想。近几年来，把自己体型评价为具有肥胖倾向的人正在不断地增多，其中多数人具有偏大评价自己体型的错误认识。

1. 体象障碍——进食障碍者的体型认知扭曲

体象是个体对自身生理性躯体外表的自我认知，体象障碍（body image disturbance）的基本涵义则是，个体对自身躯体的歪曲认知。进食障碍产生的直接原因，就是个体对自己的身体现状不满，患者通常有体象障碍，对自己身体的估计过宽，把自己看得比实际要胖得多，认为自己体型不够好，觉得自己过胖、过肥。即使已经很消瘦了，却仍然觉得自己不够苗条，最终导致了异常的进食方式。比如，经常不吃早饭，导致反弹，出现暴饮暴食，患上贪食症。

体象本质上是自我表现认知的组成部分。这个世界上，没有比争取认识自己更为困难的事。人们在认识自我形象、确立体象的过程中，也要借助类似镜子一样的媒休，以及复杂的内心活动，所以人们有时会形成一个变了形的自我体象。体象变形的结果通常会产生消极体象，即从自我概念出发，不利于自我肯定、自我接受，所以是一种扭曲的体象。

2．进食障碍者的休象障碍有据可循

精神医师Russell等研究发现，对体重正在增加复原的厌食患者，告知说她们的体重减少了；而对体重正在减少者，告知说体重增加了。与对照组相比较，认为自己体重减少的厌食患者体重很快增加；而认为自己体重增加的患者，体重很快减少。

Horne等测试了214名进食障碍者对自己身材的主观估计、期望以及实际测量的结果，发现，不论何种进食障碍者的体象变形都比正常人严重。Russell等要求14名厌食患者估计自己的脸部和臀部的宽度，发现与对照组比较，厌食患者均对其脸部与臀部估计过宽，对其胖瘦有知觉上的错误。我国学者对35例进食障碍患者进行研究，发现体象障碍发生率为51.4%，进食障碍的体象障碍主要是指在不胖或消瘦时声称自己肥胖。

（三）元认知的监控不当

进一步追问，进食障碍患者为什么会出现体型认知扭曲呢？这就牵涉到元认知的问题了。元认知是对认知的认知，具体地说，是关于自己认知过程的知识和调节这些过程的能力。如，监测自己对自我的认知结论是什么，发现自我认知的不当或错误所在，控制自己对自我认知的调整和完善。

进食障碍患者中，很多关于自我的认知是来自于他人，包括周围人和媒介。比如说：想一想刚开始你认为什么样的身材是苗条的？你凭什么就认为自己胖了，世界上是有肥胖的标准，但你真的达到肥胖的标准了吗？其实，这些问题的答案并非是一贯就有、与生俱来的，而是不断被强化和内化的结果，直至最后你妥协，认同了。哦，原来我这样是胖的，原来我这样是不被社会认同，不被大众所接受的。人们喜欢瘦的人，让人感觉灵活、聪明。大多数人可能活了一辈子也没有独立的认知，因为这些人的自我评价体系是建立在他人对自己的看法上，通过模仿然后又用这种看法去评价别人。进食障碍患者往往没有意识到自己的认知建构过程存在偏差，没有及时对自己的认知活动，尤其是自我价值评估方式及关于进食、体重、体型等的认知活动进行调整，以至于使自己在错误认知的道路上越走越远，越错越离谱。

（四）大脑功能的改变

除此之外，大脑功能的变化也被科学家们密切关注。是什么让这些已经骨瘦如柴的"白骨精"觉得自己胖得要死，甚至完全不顾自己可能因此死去而坚持减肥？脑功能失常被排在了黑名单的第一位。借助fMRI，科学家们近日已锁定大脑背侧顶叶系统和额前皮质-岛叶-杏仁核系统这两个功能区域。前者负责感知自己或他人的身体型态，尤其是其中的外纹体身体区，在厌食症患者治疗前后明显更活跃，说明这一区域可能是引起体象认知扭曲的关键区域。而额前皮质-岛叶-杏仁核系统与喜悦、恐惧等感情密切相关。它就像白雪公主里的魔镜，反复告诉你这世界上还有比你更瘦的人，让你对自己的身体越看越不满意。刊于《Psychological Medicine》（2015年）的一项研究显示，神经性厌食（AN）患者存在视觉皮层的异常，且这种异常出现在大脑开始处理视觉输入的初期，这表明患者的感知扭曲更可能出现在视觉处理的早期。也就是说，看见你自己的那一刻，你就已经认定了"我很胖"——这种观念便已根深蒂固。

知识扩展

大脑改变：原因还是后果？

有学者认为，大脑功能的异常在进食障碍患者中确实存在，但是与其说它们是病因，更不如说是半饥饿状态或者是"暴食-清除"循环导致的后果，一旦它们产生，就对进食障碍的维持起着重要作用。

二、情绪管理和表达障碍

心情低落怎么办？最直接的方式——吃！疯狂地吃！譬如冰爽甜蜜的冰淇淋、蛋糕，火爆刺激的麻辣火锅，还有各式各样的零食……随着现代人生活节奏加快，有些人特别是年轻女性在伤心低落或压力巨大时，常常感觉控制不住自己的食欲。这可能是"情绪性进食"在作祟。

（一）认识情绪性进食

1. 情绪性进食的概念

情绪性进食，听着很陌生，其实我们大家都经历过，吃东西时肚子并不饿，就是单纯想吃某种东西，并且心情不同想吃的食物也不同，比如高兴的时候想吃披萨，难过的时候想吃甜点，无聊的时候想吃薯片等。

情绪性进食是指日常生活中的饮食模式或习惯因心情的变化而产生突发性的改变，以平衡或应付心情的需要而并非因为饥饿。这种进食常出现在非饭点时间，进食者总感觉关于吃的这件事是不受自己控制的，好像有一股潜在的力量在牵引着自己去吃东西，不自觉地想把手伸向食物。而且，很多人在吃东西的时候可能根本就没有认真体会食物的味道和口感，只是下意识地咀嚼和吞咽。其实吧，就是想借味觉刺激，给自己的情绪找到一个宣泄的出口，把进食当作应对负性情绪的方法。有研究数据显示，52%的女性有严重的"情绪性进食"症状，而这一比例在男性中为20%。事实上，95%的饮食都是情绪化的。还有研究发现，看"催泪"电影的人比起看其他类型电影的人多吃了28%~55%的爆米花。如果压力、悲伤或者焦虑这些情绪引诱你走进厨房，并下意识地大吃大喝，那么你可能已经掉进最恐怖的情绪性进食陷阱里了。

知识拓展

情绪饥饿VS生理饥饿

情绪饥饿与生理饥饿的不同之处

情绪饥饿	生理饥饿
来得突然	来得相对较慢
想吃某种特定食物，如巧克力、冰激凌	真饿的时候就会"饥不择食"
迫不及待地想吃	生理饥饿是可以忍受的
往往会停不住嘴	吃饱了就不想再吃了
进食后会有一种罪恶感	不会有罪恶感

　　在情绪化进食期间，人们渴望热量高、糖分高、盐分高、脂肪高的食物。为什么人们会倾向于选择这些"慰藉性"的食物呢？一是因为这些食物在进入人体后，会分泌出一种物质，这种物质作用于大脑使人产生愉悦感、舒缓感，从而感觉到比较舒服。科学家让处于抑郁

情绪下的小白鼠吃下高脂与高糖的食物，结果发现小白鼠的抑郁情绪很快就缓解了。从表象上来看，高糖、高油脂的食物能够缓解负面情绪，这也是为什么人们在负面情绪下希望通过食物来让自己迅速摆脱心情的窘境。二是因为这些食物吃起来简单方便，口味很重，就算不认真体会也能够尝到它们浓重的盐味、糖味和油味。长期处于压力中的人恐怕也没什么心思做饭，方便但高油、高盐、高糖的快餐或者便捷食品无疑是最好的选择。

2. 不懂管理负性情绪是重大诱因

进食障碍者往往不懂得如何管理自己的负性情绪，当悲伤、失望、愤怒、挫折感来袭的时候，他们往往不知所措；有的患者根本没有意识到自己的负性情绪，更不懂得区分自己当前体验到的负性情绪究竟是哪一种；更有甚者极力否认、压抑自己的情绪，以为负性情绪被否认后就不会存在了，并企图通过"吃"将情绪一起咽下去。

把吃当成了应对和管理负性情绪的方法，处在不开心、紧张、高压、焦虑等负面情绪状态，就会特别想吃东西，而且很难控制。情绪性进食最主要的目的是安抚自己的情绪，它被当作是管理情绪、化解悲伤和低落等的办法。俗话说：胃是心的朋友，当心产生破洞或裂痕时胃就会想要吃下大量食物使自己膨胀，继而填补心的缺失。

负性情绪，人人都有过。但为什么有的人能正确表

达自己的负性情绪，能够将负性情绪疏通；而有的人
却任情绪肆意蔓延，毫无管理情绪的能力和念头呢？这
可能要追溯到婴儿时期。婴儿常因多种原因而哭泣，饥
饿只是其中之一。父母可能缺乏育婴知识，误认为只要
啼哭就与饥饿有关。于是，只要婴儿啼哭父母就立即喂
奶，久而久之，在婴儿的不良情绪和吃之间建立了一条
"神经通路"。婴儿慢慢形成了以吃来应对不良情绪的
意识。此外，在心理上，我们会寻求口腔的满足感，这
种满足感在婴儿期就扎下了根。1岁以前，我们没有任
何生存能力，只能依靠母亲或者其他照顾者生活，不需
要担负任何责任和控制自己的情绪。母亲的乳头、安抚
奶嘴或者自己的大拇指，只要能塞入嘴中就能够轻易安
抚我们的情绪。这个时期被称作口欲期。之后我们会进
入一个又一个新的时期，并开始有自主行为。但有的时
候，因为某些事情，我们会感到情绪低落，于是会退回
到"口欲期"，这被称作"口欲期固结"，成年之后，被
称作有"口欲期人格"。

知识拓展

你是情绪性进食的人吗？

你是否有过在灰暗的一天里，坐在桌旁，吃了巧
克力，又接着吃了蛋糕？又或者，在热闹的派对里，
你端着满满一盘食物，愉快地和人交谈着，盘子却

在不经意间变得空空如也？如果你的答案是肯定的，那么，我们就必须提醒你，你可能是一位情绪性进食的人。

1. 谁会跌入情绪性进食的陷阱呢？

容易情绪性进食的人有一些共同的特点，例如狼吞虎咽、生活单调、无法面对困难等。具体如下：

（1）吃饭快的人；

（2）爱好贫乏的人；

（3）忍受能力弱的人；

（4）对身材苛刻的人；

（5）不注意健康的人。

2. 情绪性进食自我测评

以下是用食物管理情绪的一些日常表现，可一一对照，在认同的项目后打（√）。如果超过半数的项目都认同，就要警惕情绪性进食问题在主导你。

（1）吃东西使你进入了一种恍惚或意识不到自己在做什么的状态。

（2）咀嚼或大口嚼东西使你感觉很好。

（3）你并不饿，却不能停止进食，而且你意识不到自己在不停地吃。

（4）无论是积极的还是消极的情绪，都会让你有吃东西的欲望。

（5）一直寻找吃的东西，但总不能找到令人满足的食物。

（6）连续不断地吃东西，同时你不能确定你想吃的东西是什么。

（7）连续不断地吃东西，甚至当你感觉它并不能满足你时，还是会那样做。

（8）吃东西时，会有强烈的安慰感。

（9）强烈需要嘴里有一些味道好的东西。

（10）将吃东西作为一种放松的方式。

（11）在一个压力事件之后或当你很焦虑时，吃东西的速度很快。

（12）可以感觉到自己的进食情绪，如："我吃这块糖是因为我承受着很大的压力"。

（13）吃那些你甚至不喜欢吃的食物，只因为它们在那里，而你需要安慰。

（14）为了避免无聊而吃东西。

（15）尽管在生理上营养充足，但是在大多数时间里，情绪却很空虚。

（16）总是寻找一种特定的食物（如巧克力），因为它会改变你的心情。

（17）准备或购买食物，以便你在"需要"它们时，你就可以马上吃到它们。

（18）在重要事件和压力事件（如家庭聚会和商业会议）发生之后倾向于大吃特吃。

（19）当你为了安慰自己而不是为了满足生理上的饥饿而吃东西时，吃东西会导致内疚。

（二）进食是应对悲伤的手段

悲伤作为一种负性基本情绪，通常是指由分离、丧失和失败引起的情绪反应，包含沮丧、失望、气馁、意志消沉、孤独和孤立等情绪体验。根据其程度不同，可将悲伤细分为遗憾、失望、难过、悲伤、极度悲痛。悲伤程度取决于失去的东西的重要性和价值，也依赖于主体的意识倾向和个体特征。人类的悲伤通常来自经历上的挫折或失败，如：无法抗拒的住所改变，亲友死亡，离婚，毕业，或失业。

失恋了，遇到糟糕的事情，或者听到伤心的消息了，怎么办呢？有的人可能找一个比自己年长的、能信赖的、善解人意的人，向他倾诉自己的不幸；有的人可能找一个可以独处的地方，比如自己的房间，并告诉其他人不要来打扰你；有的人可能把内心的不快、压抑、悲伤等所有不舒服的情绪全部发泄出来，如大哭一场、写日记……这些都能使我们感觉好受一点，能在一定程度上减轻我们的悲伤。但是还有一群人，他们悲伤难过的时候，只会想到"食物"，将食物当作化解悲伤的手段。下面这几个例子，便是最好的说明。

一个高中女孩，因为学习成绩不怎么好，经常被家长与老师训斥，开始变得郁郁寡欢。女孩没有跟朋友说自己的心事，选择了暴饮暴食，渐渐地喜欢上吃完东西后的愉悦感，女孩就管不住自己的嘴了。身边的零钱全都用来买零食，学校小卖部、门口小吃店经常出现她的身影，不光如此，她的书包里时刻有零食陪伴，随时随地拿出来吃。但毕竟是爱美的年龄，也知道吃多了会发胖，每次吃完东西，女孩就用手指抠喉咙，让自己吐掉。几个月过后，女孩患上了厌食症，到医院就诊时，身高1.73米的女孩，体重居然只有35千克！

一位十几岁的女孩，原本是家中的独生女，但自家中新添了一位成员——刚出生的妹妹后，她感觉自己不再是大人眼里的掌上明珠，强烈的失落感让她依赖上了吃东西。家里是开超市的，父母多次发现该女孩在超市角落里不停吃东西，薯片这样的膨化食品居多。没几个月，该女孩的体重从35千克增长到50多千克。

一位30多岁的女技术人员，因为做的科研不成功，伤心失望之余也开始"情感性进食"。不停地吃东西，而且多是高热量、高脂肪食品，用她自己的话来说，"只有吃东西后的饱腹感，才能让我感觉做人不那么失败"。有时候，她刚刚吃过中餐又马上叫洋快餐外卖，一顿饭吃得比两个成年男人还多，丈夫觉察到不对劲儿，把她送到了医院心理科。

（三）进食是应对压力的工具

现代社会的人们普遍感受到前所未有的压力，"令人窒息的压力""被压力紧紧包围"是我们经常用来形容我们这一代人的经典语句。美国心理学协会调查发现，40%的人会选择以吃东西的方式来缓解压力，还有

42%的人会选择看2小时以上的电视来缓解压力，而看电视的时候也通常会吃零食。芬兰研究人员对230名女性的研究结果发现，在工作中感到压力大和身心疲惫的女性更容易情绪化进食。历史上，曾为英国副首相的普雷斯科特曾说："我可以肯定暴食症和工作压力过大有关，暴饮暴食的确成为我释放压力的有效途径。"让我们通过下面王女士的例子，对压力和进食有一个更形象的认识。

30多岁的王女士，最初是因为忙着工作，不吃午餐，晚饭时又吃得过饱，早上醒来更不用早餐，渐渐地一日三餐都集中在晚饭上，吃饱了也不离席，白天滴水不沾，晚上却大喝特喝，把家中的水都喝干了，就喝自来水，喝到呕吐为止。她说："我什么压力都能承受，只要晚上大吃一顿。每到晚上，一直吃，一直吃，心中有一种空虚，像一个洞，怎么也填不满……"

我们常常不自觉地把食物放入口中，这就像许多抽烟的人不自觉地点燃香烟一样，这多数是由于人们在压力下容易依靠吃东西来缓解紧张的精神，换句话说就是压力导致了人们对食物异常高涨的好感度。压力下爱吃，也可能是因为咀嚼时，会使面部肌肉紧张度减低，使人间接感到情绪的紧张也随之减低。久而久之，由口嚼动作演变成口吃食物，凡是遇到焦虑境遇时，即以吃东西的方式来适应。这与"借酒浇愁"的方式相类似。

（四）进食是应对焦虑不安的强迫行为

进食障碍的行为一旦形成，在本质上其实是一种强迫。在临床中会发现，强迫行为会给很多强迫症患者带来一定的好处。强迫行为是增加安全感，降低内心的焦虑感和面对不确定的一种手段。所以，几乎所有的强迫行为都带有目的性，只是有时当事人无法认识到这一点。进食障碍在某些层面与强迫有着相似之处，就像我们在前面谈到的，进食行为仅仅是我们达到某种目的的一种手段。所以如果是这样，我们必须停止这种行为，只有这样才能让我们恐惧的东西暴露出来，才可以发现我们真正恐惧和害怕的是什么。

所以，对于进食障碍者来说，一定要从行为上停止节食与暴食及自引呕吐等旨在消除内心的焦虑和不安的手段性行为。因为如果我们依赖这些手段来缓解焦虑，不仅不能消除我们内心的焦虑和不安，反而会让焦虑和不安更加强烈。之后我们就需要更强烈的节食、暴食和引吐等行为才能缓解我们的不安，就像吸毒一样，我们需要更大剂量的毒品才能让我们愉悦。

有时我们控制身材和进食是为了得到一种安全感的保证，生活中一些刺激事件和压力会让我们体验到对未来的迷茫与不确定，比如未来的工作及爱情的不确定性会让我们不安，而很多人通过控制身材来寻求一种内在的安全保障。但可悲的是生活本身就具有不确定性，所以这种通过控制身材来控制生活的努力终将失败。

（五）进食是应付死亡恐惧的武器

存在主义理论告诉我们，每个人都有死亡恐惧，有时身体成了我们反抗死亡的一种方式，下面这个案例正说明了这一点。

青青，身高一米五七，体重达100余公斤。虽然因为身材而被别人嘲笑和排斥，但是她始终管不住自己的嘴。经了解，她不敢恢复正常饮食背后的原因在于她的父亲。她的父亲生前比较胖，但是当他因罹患癌症去世的时候却骨瘦如柴。所以青青试图通过"保持胖"来缓解自己对死亡的焦虑和恐惧。她经常做一个关于蜡烛的梦，而这个梦境反映出，她必须保持肥胖才不会像父亲一样患癌。原因在于，只有烛火很旺，才能活下去。

每个人都恐惧死亡，当然很多时候对死亡的恐惧存在于潜意识当中，有时它也会反映在我们生活的细节中。但是面对死亡恐惧的方法不在于通过其他方式去逃避，只能是更加投入地生活，投入到爱、工作、创造之中，让自己的每一天都过的没有遗憾。

（六）快乐情绪也不容忽视

暴饮暴食一般是由负面情绪引起来的，但人们在快乐时的饮食行为也不容忽视。调查发现，86%的人在高兴时喜欢吃很多传统的烹调食品，74%的人在想要奖励自己时会去吃东西，而在沮丧时想进食的只有39%，无聊时为52%，在孤独时仅为39%。偶尔因为高兴事儿而大吃大喝没有什么，但时间久了，总是处于这种状态中，就会对身体和心理健康产生危害，如出现贪食症，进而躯体出现不适感，又演变成厌食症，到后来甚至发展到贪食症和厌食症交替出现。

前面，我们给大家介绍了悲伤、压力、焦虑、恐惧、快乐五种常见情绪下的进食行为，它们都是进食障碍的高危因素。其实，吃真的能把你从负面情绪中拉出来吗？要回答这个问题，我们需要简单了解情绪性进食的危害。把吃当成解决问题的方式，首先会面临的就是体重问题，有些人因情绪性进食，体重飙升很快。其次，无休止地给胃部输送食物，不定时、不定量，或者暴饮暴食，会破坏肠胃的正常工作，使胃肠工作量骤增，对消化系统造成损害。最重要的是，它会使我们陷入负面情绪的恶性循环。

人人都有过情绪性进食的时候，饱腹感的确能让人产生短暂的愉悦。但等"吃"所带来的短暂快乐过后，人又会跌入负面情绪的漩涡中，"一切又回到解放前"。无论怎么赌气、发泄地吃，情绪都还在，整个人还在坏情绪中，而且情绪背后的问题始终没有解决。于是，吃上瘾与坏情绪的恶性循环开始上演。加之，进食者还可能在恶性循环中给自己加入新的"罪名"：缺乏自控力，缺乏问题解决能力等，使情况越来越复杂，情绪越来越失控。所以，还在幻想用吃东西来解决问题、化解负面情绪的人们，请赶快醒悟过来：吃不能解决问题，只会耽搁问题，从而使得问题更为严峻和失控，情绪更为绝望！

三、隐藏其中的人格缺陷

人格特征在进食障碍的发生、持续和愈后过程中都起到了非常重要的作用。

（一）认识进食障碍者的人格面纱

1. 进食障碍者的人格特征

（1）完美主义。和一般人群相比，进食障碍患者表现出更明显的异常的神经质完美主义（如：对错误的过度关注，对自我表现的焦虑）和相同水平的一般完美主义（如：对自己的高标准，对整洁的需求）。进食障碍患者对自己设定了不切实际的标准，认为别人对自己的评价也是苛刻的，并且对完美有过分的要求。

（2）强迫。进食障碍者每天大量时间都在进行与食品、体重、体型等相关的强迫性思考。一项调查发现，74%的患者每天有3小时以上的时间有这样的强迫思维，42%的人每天在这上面花费的时间多达8小时以上，约20%的患者认为强迫思维是正当的，没有不适，不愿意去除它们。

（3）冲动。冲动的主要表现为缺乏预期计划，不能在行动之前预期行为的危险性和结果。例如，突然决定暴食与呕吐，对之后的烦躁不安和对身体的损害没有考虑。研究发现，与非精神病控制组相比，厌食症患者，冲动性更低；暴食症患者的冲动性高于厌食症患者和非精神病控制组。

（4）自恋。与其他精神问题相比（例如，焦虑、情绪或者适应的障碍），进食障碍中，自恋的特征更加明显。自恋通常伴有防御的特征，当自我受到威胁时以此来维持自尊。进食障碍者通常对自己的身体形象感到不安，自恋的防御用来对自我中这些脆弱的部分作过度的补偿。

（5）社会依赖和自主。进食障碍的脆弱性可能与社会依赖和自主的冲突有关，有进食障碍的个体会努力保持独立，同时也依赖于人际关系对保持自尊的效用，低自尊也许能对自主与进食障碍起调节作用。高社会依赖型个体或许不愿意表达他们的情绪，因为这样可能会危害到人际关系；但压抑这些情绪会让他们更易受到进食障碍的影响。

2. 警惕生活中的人格危险信号

进食障碍和一些典型的人格特征密切相关，包括低自尊、自我评价低、高神经质水平、拘谨、刻板、强迫、不成熟性、依赖性强、追求完美等。但是这些术语可能令人费解，也难以应用。为此，我们结合进食障碍者生活中的一些表现，总结了一些与进食障碍有关的人格危险信号。

（1）自我评估差；

（2）难以表达负性情绪，如愤怒、悲哀或恐惧；

（3）难以处理矛盾；

（4）独立生活的困难；

（5）强烈感受到父母的高期望；

（6）难以处理与父母的关系（虽然可能表面上很亲近）；

（7）取悦别人；

（8）被注意的需求；

（9）追求完美；

（10）依赖性强；

（11）要求更加独立；

（12）对长大或性成熟（包括青春期身体的发育）感到害怕或犹豫；

（13）生活中有自我认同等问题。

3．进食障碍可与人格障碍共病

（1）回避型人格障碍在所有的进食障碍患者中最为普遍，这和进食障碍患者总是过度关注外表和别人的赞许，并且害怕批评和拒绝一致。

（2）强迫型人格障碍在约束型厌食症与暴食症的患者中非常普遍，这和进食障碍患者总是具有完美主义特征并且为自己设定了很高的标准，有较高一致性。

（3）依赖型人格障碍，表现的特征为对关爱的过度需要，在约束型厌食症与贪食症患者中也很普遍。这表现在进食障碍患者总是不能采取恰当的方式控制自己的生活。

（4）边缘人格障碍，特征为冲动与不稳定，在暴食患者中最为常见。与冲动、对新异性的寻求的暴食症状的典型表现极为相似。

在对进食障碍者的人格特征进行总体概括后，接下来，我们将选取导致进食障碍的三种常见人格特质，予以重点介绍。

（二）自尊低下与人际关系不良

有的人因受到人际关系不良和自卑的困扰，会通过身材来找回自信和获得良好的人际关系。所以，在社会心理学的范畴里，我们形容年轻女性们节食的行为是维护自己自尊感的过程。实验表明，有很强完美主义倾向的女性，如果有低的自尊，她们就会认为自己超重，就会有进食障碍；面对相同的压力，自尊心强的人不太可能发展成为进食障碍。最初被认为有发展成进食障碍危险的11~14岁年龄组的成员，通过自尊心训练，一年后，体重减少和进食障碍的症状发生率极低。

1. 自尊低下

所谓自尊，是指个体对自我为人价值的评价，这种评价的基础是对自我概念成分的了解。进食障碍患者的自我评价很低，自我评价在很大程度上取决于别人怎么评价自己。进食障碍者的认知中常出现的话语是："我妈妈说我天生婴儿肥"、"同桌说,'假如我生活在唐朝,我一定是个大美女'"……自尊不仅仅依赖于别人如何评价自己,还在于我们自身对这些评价的选取。在Harter的自尊多维层次模型中,自尊包含着学术能力、社会接纳、运动能力、身体外表和行为举止。而年轻女性的节食行为就是在身体外表方面对自身进行评价而产生的;也就是自我意识中所说的生理(物质)自我,即年轻女性对自己的躯体、体型、容貌等实力特质的意识。她们在情感体验上对自己肥胖的身材表现为自卑,在意向上表现为对苗条身材的追求。

一位持续减肥3年的男生坦言,"与其说我们减的是体重,还不如说是在减自卑。"身高176cm的他,3年前100多千克,如今已减到不足70千克。现在,他每天都不吃主食、不吃肉,中午只吃两个西红柿,周末饿急了才会吃点主食。他有自己严格的食谱,而且天天坚持。他说:"我之所以这样坚持,就是怕回到过去那种自卑的状态。"

一位因过于消瘦而导致停经的24岁女孩在经历了两年的节食生活后,开始滑向暴食的边缘。"两年时间,我瘦了20千克,这是成就。但是我越来越发现,体重已经成为我自信的来源,一旦体重升高1.5千克,我就会不可避免地慌乱。"此外,她还表示尽管有一个心爱的男朋友,但婚后她也不想要孩子,因为那会使她发胖,她宁可选择瘦,也不选择月经正常,即使这只需要她的体重增加5千克，达到42.5千克左右。

一个22岁的女孩，上大二，聪明可爱，家庭条件不错，所以一直很有优越感。但上了大学之后，似乎再也找不到从前那种众星捧月的感觉了。一个学期下来，成绩不理想，非常苦恼。更令她郁闷的是，由于上大学后没有节制，身体像吹了的气球似地胖了起来。痛苦之余，她想到了减肥。"学习我比不上别人，可以比漂亮、比身材啊。"接下来，她开始了严格的减肥计划，过量运动、限制饮食、吃泻药、诱发性呕吐，该用的招儿都用上了，结果导致身体极度虚弱，最终在课堂上晕倒。

正像有的进食障碍患者所说，"我并不是想要那个美丽的外表本身，我追求的终极目标是被认可、被关注和被爱"。所以，对他们而言，与其说减的是体重，还不如说是在减自卑，以换取自尊。

2. 人际关系不良

人际关系不良与进食障碍的内在联系有两种。第一种情形，多见于年轻的个体，其中又以女性居多，她们将自己的人际关系不良简单地归因为自己身材不好、外在的吸引力不够。于是试图通过减少食物的摄入，通过减肥来改善自己的人际关系，这种情形与通过进食障碍来挽回自尊的机制是一样的。另一种常见的情形是，当个体面临人际关系不良的处境和遭遇时，并没有尝试通过积极的方式，如通过寻找人际冲突的根本原因、加强沟通、学习人际相处的技巧等处理与解决问题，而是将自己封闭起来，用食物将受伤的自己包裹，幻想人际问题能够自行消失或能够通过"吃"来解决。下面的两个中年女性的例子，便是我们这里讲到的第二种情况。

年近中年的马女士总是和丈夫吵架，每次吵完后常出现头昏的症状。一次，夫妻俩吵架后她头昏时，随手从桌上抓了个馒头吃，头昏的症状竟然奇迹般消失了。从此以后，只要出现头昏，就用吃馒头的办法"治疗"。外出时，也得用大塑料袋装上馒头，以备头昏时用。半年过后，她变得特别贪吃，不论是否真的饿，一天经常要吃七八顿，体重由45千克升至65千克。

无独有偶。离婚后再婚的赵女士同样有贪吃的毛病。尽管再婚后的丈夫对她很好，但就是不同意她要生个孩子的要求。赵女士就以吃零食的办法来排解苦闷。谁知一发不可收拾，无论开会、上班、坐车，只要不吃零食，她就觉得浑身不舒服。于是，在她的办公室里摆满了各种各样的零食，以便她随手可取。

3．终归是南辕北辙

阿德勒认为"自卑情结"是一种强烈的自卑与不完善感，它会带来压力感、心理退缩以及对虚幻优越感的补偿性追寻。进食障碍是人们选择用来应付自卑的众多方法中的一种。进食障碍症状能使人们变得麻木，分散人们对强烈自卑的关注，这样会使强烈的自卑在一定程度上得到缓解，于是人们可能会越来越频繁地表现出进食障碍的症状。进食障碍可能是人们追求优越的一种方法，因为进食障碍的个体只关注自己，脑海里只有对增重和肥胖的恐惧，而没有把精力从自身引向外部世界。缺乏社会兴趣也能导致进食障碍，进食障碍患者把时间和精力花在了"比别人更好"或"更瘦"上面，而不是去满足生活的需要和为社会做贡献。

人们在追求苗条身材这一强烈自尊感的过程里，会产生两个不同的结果：当人们发现自身与理想之间有差距时，会感到失望、不满和伤心，这些悲观的情感使得自尊心下降，进而产生恐惧和焦虑等不良情绪，影响着她们；相反，当人们达到目标时，自尊心增强，进而又会反馈个体对更高理想目标的不断追求，再瘦一点儿会让自己感觉更好——这使得他们永远都不会对自己的外貌满意，减肥也就一直持续下去，从而变得麻木了，使得个体自尊心容易受伤。同时，进食障碍引起的抑郁会加深人们的自卑感，并增强其对通过控制体重来保持自我价值感这一方式的依赖。可见，不管过程如何，以进食障碍来挽救自尊，始终是"伤痕累累"，南辕北辙。

而在人际关系不良的两种情境中，个体通过与食物相关的行为来改善人际关系的企图也都终将落空。我们发现，一个人是否受到别人的欢迎并不一定和身材成正比，人际关系也不会因为贪食而自行改善。因此我们要善于找出人际关系的问题来源，而不是通过缘木求鱼的办法来解决，这样只能使结果适得其反，只会让问题变得更加严重。

（三）苛求体型的残酷完美主义

进食障碍尤其是厌食症患者的一个值得注意的人格特质是极端完美主义。在达到一个目标之后，还要实现更高的目标。这样的人格特征在青春期之前，可能会表现为学习上争强好胜；到了青春期，女孩子开始关注自己的身材是不是苗条，于是，瘦就成为一个要达到的目标。给自己设定一个宏大的目标也意味着给自己背上一个巨大的包袱。在正常情况下，目标在你眼前指引你前进，当自卑情绪存在的时候，目标就成了一座大山压在你背上让你喘不过气。而完美主义能有效促成前者变成后者。让我们看看下面的两个例子吧。

一位21岁、患病长达5年的患者说："我每天白天什么都不吃，因为太怕自己长胖了。要是我再胖的话，肯定找不到男朋友。"而事实上，除了神情忧郁、稍显憔悴之外，她看起来没有任何异常，尽管每天晚上，她都把自己关在小屋里吃到动弹不得，过一会再偷偷吐掉。她说："如果把一个不完美的我交给一个爱我和我爱的人，不论对他还是对我都将是一种悲惨的折磨。"

王明很崇拜哥哥王建。哥哥是一名高中生，也是学校代表队里的明星摔跤手。哥哥的每场比赛，王明都会坐在观众席上为哥哥助威呐喊。有时，一场大赛之后，哥哥会叫上王明和其余队员一起出去吃饭。王明留意到哥哥在这些饭局上吃很多东西。当王明问及此事时，哥哥解释说由于队里有体重要求，他必须在每场比赛前饿上几天，发了疯似地锻炼，消耗掉那些卡路里。等到比赛结束，他就准备好去大吃大喝一顿。他说很多队友都这样，没什么大不了的。王明记得看过报导说三名大学摔跤手由于想在短时间内减掉过多体重而引发肾衰竭和心脏问题，最终死亡。王明以前听说过进食障碍，但让他困惑的是，他的哥哥可是一名强壮的运动员，他真的有问题吗？

接下来的这段文字，是一位进食障碍患者的心理治疗日记，它以拟人的手法对"完美主义"进行了十分形象的描绘（有删减）。

尽管我请Thom（心理治疗师）为我做的是"个别"治疗，可每次会谈时他的办公室里都坐了一屋子的人。事实上，他办公室里每一个能坐的位置都被占据了。当我和Thom坐在软面治疗椅上时，进食障碍躺在了长椅上，而完美小姐则以她完美的坐姿坐在那把直背扶手木椅上。我听到完美小姐的声音，她屈尊和"时间记录员"站在一条战线上，承诺把我变得完美。对于完美小姐来说没有什么是足够好的。她坚持要我在大学里的平均成绩保持在4分以上；她想让每个人都喜欢我；她敦促我不要犯任何错误。

进食障碍患者通常给人的印象特别好：他们才华横溢，追求完美，是好学生、优秀的运动员、完美情人。以至于很多熟悉他们的人尤其是家长往往会怀疑医生的诊断不当，往往会很困惑：这么优秀的孩子，怎么就会得这种病呢？实际上，进食障碍就是一个"披着羊皮的狼"，它寄居在这些优秀的人格特质里，以这些人格为盾牌，在不为人知的阴暗角落里悄无声息地生根、发芽……

尽管给别人的印象极好，但是在进食障碍者内心深处，他们通常对自己不满或者总觉得不如别人，因而很在意自己的外形，希望籍此来改变自己，以增强自信心，得到别人的认同。于是，他们盲目追求以"瘦"为美的理想体型，将自己属于正常范围内的体重、体型视为缺陷，采取异常的进食方式来达到完美体型。通过深层次的探究发现，患者其实并非只是注重容貌的"失败者"，很多时候，他们对身材的苛求只是一种表象，更深层的原因往往是他们在其他方面受挫，无法达到对自我、对生活的期望和目标，转而苛求自己的身体，执着于进食问题。

不过，单独的完美主义与进食障碍的发病关系并不那么直接。因为只有个体认为自己超重并存在较低自尊的时候，完美主义倾向才对发病有影响。如果完美主义被引向对身体形象的扭曲认识时，一个驶向进食性心理障碍的强有力引擎便形成了。有些进食障碍的女性还把自己看作是骗子，认为自己给别人的完美、自信或有价值的印象都是假的。由于这种感觉，他们觉得自己是所在社会团体中的假冒分子，并有很高的社会性焦虑。尽管如此，单纯的缺乏自信心和完美主义，与进食障碍的发病关系并不密切。

（四）极度的无力或失控感

有学者认为，进食障碍尤其是厌食症，是年轻人在成长过程中缺乏生命驾驭感的心理问题所致。厌食症最大的含义和功能是"控制"。厌食症患者限制进食尤其是碳水化合物，能获得一种能掌握自己某种命运的感觉。青少年时期的任务是追求自主和探索自我的身份感，而厌食者没有学会如何应对青春期、长大、独立等带来的特殊问题，体会到"深深的无力感"。于是，他/她相继控制自己的身体，体重下降的"成功"给了他/她一种成就感，最起码在初期，他们能控制自己的身体并获得其他人的认可；这种成就感进一步维持自我饥饿的症状循环。然而，等一切最终都明明白白地展现在人们面前，他们失控了并处于极其危险的瘦弱状态。

劳伦15岁时，全家搬到了一个完全陌生的地方，她开始在新的学校上学。内向的劳伦变得更加自卑，无法很好地适应生活，一切都是那么糟糕。很快，逐渐发胖的身体成了她焦虑的主要来源，最终她开始想，也许只要能减肥，保持好身材，她就能交到更多朋友，感到更加自信，生活会变得顺利。很快，她开始痴迷于节食，食物摄入量疯狂缩减，只吃米糕、苹果、玉米糖和芹菜，她喜欢这种能控制自己的感觉。每一次站上体重秤，看到数字变得越来越小，自己的努力得到了回报，这让她感觉非常棒。很快，她除了减肥什么都不管了。作为一个青少年，她身高174cm，体重却只有37kg，劳伦最终被送往精神病医院，接受神经性厌食症的治疗。

劳伦回忆道："不知道，从什么时候起，我开始感觉到太多的事情不受自己控制，吃成了我对抗这个世界的唯一方式，似乎在我的眼里，再也没有比吃更重要的事了。无论外界怎样变化，我只关心我的食物。每当我遇到那些不够美好的事情时，我最直接和最本能的做法就是迅速找到一堆食物，然后以最快的速度塞到肚子里，然后才能感到那种空虚和无助的感觉有了丝毫的缓解，尽管这只是暂时的，那些不美好依旧在那里存在着……"

四、多层次需要不被满足

从马斯洛的需要层次理论看，在当今生活水平不断提高、饮食不再受到太多限制的社会，追求"骨感美"的观念却深深影响了公众对苗条身材的偏好，一些人尤其是青年女性的饮食行为甚至发生了不正常的改变，这皆是因为人们的需要无法被满足。

（一）生理需要的缺失

为了达到理想体型，进食障碍者严格控制自己进食的种类和数量，从而造成了生理上的缺失状态。这种生理状态的缺失造成他们在追求高层次需求时力不从心，从而再次造成挫折。当遭遇挫折时，他会再次退回到最低层次的生理上的需求，这也就解释了许多人在生活中遇到挫折时会用吃——这一最低层次的生理需求，来缓解在现实中所遭受的压力和不良情绪，这样又加剧了个体暴饮暴食的概率。

（二）安全需要的缺失

起初，厌食症患者企图通过过度节食来达到对世界的控制，而暴食症患者因追求完美体型而长期节食。这种长期的节食使他们陷入周期性的暴饮暴食，对饮食的控制缺失让他们产生极为强烈的无效感和无能感，使得他们对自己的评价更低。反过来看，这些自卑感、虚弱感和无能感也恰恰表明了患者安全需要的缺失。而有的个体正是因为安全感的缺乏，当节食达到自己的体重目标后，仍然担心别人比他更瘦，因此继续节食而最终陷入进食障碍的漩涡中。

（三）归属与爱需要的缺失

造成个体主观上的归属与爱需要的缺失感，可能有以下三个方面的因素：一是环境因素。如果个体在家里、班级、单位或其他组织中，找不到自己的位置或者缺乏连通感时，很有可能选择将进食障碍作为寻求爱的手段。二是患者的进食特点。患者或进食很少的食物或在短时间内进食多得惊人的食物，以至于他们不敢与朋友或同伴一起进食或参加集体活动，从而造成与亲朋好友的疏远，这也能引起归属感的缺失。三是患者本身多具有完美主义倾向。由于想保持在周围人心中的完美形象，他们不惜一切地掩饰自己的症状，不敢与人形成亲密的关系，做事独来独往，也在一定程度上阻隔了个体归属与爱的需要被满足的途径。

　　女孩乐乐刚出生不久就被寄养到姨母家，原因是她的父母想要二胎生儿子，当弟弟出生后，乐乐又被父母接回自己的家。虽然父母对她也还可以，但乐乐总觉得不如对弟弟好，心里一直不平衡。上学后，由于学习成绩很好，使乐乐自信了许多。后来有人说她太胖了，乐乐就开始减肥，当减肥减到引起父母关注的时候，心里想：他们终于关心我了，于是越减越厉害。当她患了厌食症后，父母为给她治病到处奔波、倾尽所有，她这才体会到原来父母也是爱她的，而爱的不仅仅是弟弟。

　　社会发展到今天，爱的需要的缺失日益凸显，深深困扰着我们中的很多人。所以，我们打算用更多一些的笔墨对它进行介绍。当今社会处处讲究成功，而不注重幸福，以至成功的人多于幸福的人。高度追求经济效率的结果是，大家没有时间处理好人际关系，少了幸福与爱的感觉。心中由此常常生出一种空虚感，不知道该怎样去填补，所以就试图以填饱肚子来替代。肚子有很大的伸缩性，我们拼命往里面装食物，结果肚子满了，心却还是空的。现实生活中，我们看到一些年轻的进食障碍患者，他们的父母离异或父母一方去世的比较多见。所以有时对进食的渴求，是一种渴望爱的补偿。我们不断进食，正是因为我们需要爱，我们在乎爱。

通常新生儿在母亲温暖的怀抱中吃下第一口食物，当饥饿感消失时，婴儿会感受到极大的愉悦。这种愉悦和母亲温馨的体味以及残留在舌尖上的食物味道和触觉联系在一起，于是食物和温暖、爱、愉悦的感觉就永远地留在了记忆中。而在潜意识中，爱和进食是被联想到一起的，于是冰箱就成了替代妈妈的角色。有的人之所以进食过量，就是因为感觉没人爱他们，没人欣赏他们，没人体谅他们。这正是你的写照吗？如果是，你有吃个不停的欲望就是因为想要得到爱，想要有人照顾。

人类是一种需要爱的动物。从小我们需要来自父母的爱，长大了我们需要同伴的爱、异性的爱，临老了我们还需要子女、晚辈的关爱。我们这一生都需要有爱相伴。当我们的某一种爱的需要不能被满足时，我们很受伤，我们会退化到以最低层次的生理需求的满足，来"麻痹"和"混淆"我们的大脑，让我们误以为我们可以用食物来弥补爱的感觉的缺失。现在，冰箱在家庭中已普及，超市的规模扩大了一倍，胡吃海喝的风气助长了饮食的附属目标，即吃东西不是为了生存，而是为了寻求被爱的感觉。

（四）尊重需要的缺失

人们需要感觉到自己是有能力和价值的，同时也需要别人承认自身的能力和价值，不能被自己或他人接受会导致自卑感、虚弱感和无能感。研究表明，自尊与暴食行为、有关体重和体型的态度和进食症状均呈显著负相关，且自尊对进食障碍症状有显著的负向作用。进食障碍患者通常有人际焦虑，当患者感到被人拒绝时，就会产生低自尊并采取不恰当的应对行为即进食异常；通常有较低的自尊和较强的抑郁感，对自己的身体或各个方面没有正确的认识；有些患者在患病之前遭受的社会、家庭以及同伴的关于苗条的压力，也让他们察觉到不被别人尊重或欣赏，即他尊需要的缺乏。

4年前，嘉嘉被诊断为进食障碍，属于贪食症。心理医生发现，嘉嘉是典型的学霸，各方面表现也很优异，可她却充满自卑和对自己的不满。分析其深层原因，则是父亲一直都不承认她优秀，认为她达不到自己的要求。嘉嘉潜意识里认同了这一理念，总觉得空虚痛苦，需要用不断吃东西来满足和宣泄。

（五）自我实现需要的缺失

自我实现需要是指人们希望完成与自己能力相称的工作，使自己的潜在能力得到充分的发挥，成为所期望的人物。正如马斯洛所说的："音乐家必须演奏音乐，画家必须绘画，诗人必须写诗，这样才会使他们感到最大的快乐。是什么样的角色就应该干什么样的事。"我们把这种需要叫做自我实现。神经性厌食症患者倾向于关注与体重、体型有关的信息，而神经性贪食症患者则倾向于关注与食物有关的信息。

第六章　家是"隐匿祸端"——解读进食障碍家庭层面的成因

　　进食障碍患者就诊时常有父母陪伴的主要原因可能是这个疾病常见于青少年、患者本人就医不主动、父母过度保护等。但更为重要的原因是，这个病的起因、发展和维持的因素与家庭关系有密切联系。也正因为如此，它也经常被一些学者称为"家庭病"。具体来说，这个"家庭病"可以从两个角度来理解。一是生理角度，进食障碍是一个与家族遗传脱不了干系的疾病。现有的诸多实证研究表明，父母罹患进食障碍的个体，其发病的危险性是父母无进食障碍的个体的倍数。二是心理行为角度，进食障碍者的父母或其他家属，可以通过心理上和行为上的示范、引导、鼓励、干涉等影响个体的进食。

一、人心惶惶的遗传学证据

童话里拯救公主的骑士靠的是利剑、宝马，21世纪拯救"公主"的科学家靠的是基因分析技术。进食障碍虽然跟家庭环境、亲子关系、社会媒体影响都脱不开的关系，但高度稳定的发病率和家庭病例的扎堆出现，说明它的发病机制必然有遗传学证据。

（一）双生子和家系风险

双生子研究被有效地用来评价进食障碍发病中遗传方面的作用。临床资料表明，对单卵双生子，神经性厌食症有着大约55%的一致性，而异卵双生子仅有5%的一致性。对于神经性贪食症则两者一致性分别为35%、30%，这些发现意味着神经性厌食症有着很高的遗传倾向，而神经性贪食症则不是。不过目前仍不能确定遗传在神经性厌食症、神经性贪食症的发病中究竟占了多大的比例。

此外，进食障碍患者相关的性格特点可以在家系中传递。神经性贪食症先证者家系中物质滥用、抑郁的发生率明显提高。神经性厌食症与强迫、完美主义的性格也有着明显的家族聚集性。

知识拓展

父母罹患进食障碍者，子女患病风险升高

2015年1月9日，《斯堪的纳维亚精神病学报》（Acta Psychiatr Scand）报道，H.Bould等使用286232名大规模人口注册样本研究发现，进食障碍在一定程度上确可"遗传"，即父母罹患进食障碍可预测子女进食障碍风险的升高：

（1）父母之一罹患进食障碍，其女儿罹患进食障碍的风险升高近1倍；

（2）母亲罹患进食障碍，其女儿罹患进食障碍的风险升高1.35倍；

（3）校正妊娠期吸烟、出生时体重等因素后，符合条件的研究个体数量有所减少，但并未改变总体数据趋势。

（二）易感基因风险

1. 艰难的基因定位研究

确认使人们容易患进食障碍的特定基因一直很困难。例如，常见的遗传学研究方法是从患该疾病的人群样本中找出一些常见的遗传变异，但是对于这样一种复杂的疾病，它不仅仅是单个基因的问题，许多与疾病相关的基因也会存在于健康人群中。另一种遗传学方法是调查有严重进食障碍史的家族，看他们会遗传哪些共同的基因。尽管这种方法有局限性（比如，你必须在更广泛的人群样本中

发现这些基因，因为如果只是在一两个家庭中发现的基因，那可能与他们所处的特殊环境因素有关），但它可以揭示以前可能一直没有被发现的遗传变异。

2. 进食障碍的基因仍是谜

尽管学者们花费了大量的时间、精力来查找引发进食障碍的罪魁祸首的基因，但截至目前，它仍然是一个谜。对进食障碍患者的长期随访发现，康复后的患者仍然存在单胺能和体重调节通路的异常，因此，5-羟色胺能、多巴胺能及体重调节通路的基因很可能是易感基因。相关研究也有一些新的不同发现。

2010年，费城儿童医院的科学家发现常见的SNP和罕见的CNV都参与了神经性厌食症的发病机制。该研究的样本是迄今为止神经性厌食症基因研究所用样本中最大的。2013年《临床研究杂志》（Journal of Clinical Investigation）报道，研究人员集中研究了两个有厌食症或厌食/贪食症历史的家族，发现了能够导致同一种进食障碍的两种基因。他们发现，在第一个家族中，所有感染成员都在ESRRA（即雌激素受体）上发生了突变，而该受体可以影响相关基因的表达。在第二个家族中，他们发现了另外一种突变。在该突变中，DNA发生了改变，使得组蛋白去乙酰化酶4（HDAC4）中的一个氨基酸被另外一个氨基酸代替。HDAC4与自主性活动有关，同时也涉及体重的保持。更为重要的是，这两种蛋白质会相互作用，HDAC4阻遏ESRRA的活性。所以，ESRRA功能的减弱对于进食障碍的形成可能意义重大。

知识拓展

进食障碍的其他生物学危险因素

在介绍进食障碍危险因素的开篇，我们谈到过：国内现有的关于进食障碍的书籍，对进食障碍的生物学因素进行了极为详细的介绍，所以本书不做过多的重复，而是侧重对心理社会因素予以重点介绍。不过在这里，我们对进食障碍的生物危险因素进行一个简单的概括，见图2。

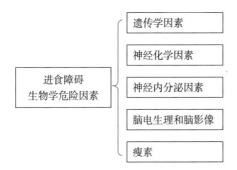

图2 进食障碍发病的生物学危险因素
（参考张大荣主编的《进食障碍咨询与治疗》）

上述这些研究可能让家长认为自己的孩子迟早会得厌食症，让家长失去希望。厌食症发生在青少年被监护人身上时，家长有这种反应是很正常的。国立国际医疗中心临床病理研究部长白泽专二说："但是不能过分强调基因的作用，携带厌食症基因的人并不一定发病，只是发病的危险性更高。这些孩子的厌食症也可能因为过度减肥和心理压力而导致。"

在进食障碍遗传学研究方面，还有一件需要跟大家探讨的事情是：关于遗传的机制，尚未有定论。除了前面提到的直接遗传之外，有学者认为，遗传因素可以通过作用于其他影响因素间接影响发病情况。如，由于遗传天生体瘦的人，身体容易消耗热量，如若因为苗条而获得周围许多称赞和羡慕，就会使这些人倾向于更瘦；遗传上容易肥胖的人为了避免发胖而采取补偿行为，也更容易发展成由补偿行为所导致的进食障碍。也有学者认为，遗传的人格特点也可能是一个原因。如，一个人可能遗传一种对生活中的应激性事件做出情绪性反应的倾向，作为这种倾向的一个结果，患者可能会用冲动性的进食来缓解心理应激和焦虑。具有完美主义特点的人，在遇到负性生活事件后，可能在生物-社会-心理因素的共同作用下发展出进食障碍。

二、家庭两大类危险因素

家庭理论者认为，家庭因素在进食障碍的发生与发展中所起的作用，与基因所起的作用相当。从整体上看，家庭因素主要包括家庭环境和父母特征两方面。

（一）家庭环境中的危险因素

家庭在进食障碍的影响因素中占有很重要的地位，家庭的影响是引发和维持进食障碍的一个主要原因。一些学者认为，家长没能在孩子的幼年期建立一种安全的家庭环境，是导致孩子产生进食障碍的原因。幼年期的安全感对孩子就如同生命一样重要。

也有学者认为，进食障碍是孩子维护家庭稳定的一种机制，孩子以拒绝吃饭作为解决家庭内冲突的一种方法。作为家庭关系的纽带，孩子经常对父母之间的关系以及整个家庭环境处于敏感的状态。当孩子敏锐地感觉到家庭存在这样或那样的问题的时候，他们可能无意识地选择以一些力所能及的方式来牺牲自己、缓和家庭矛盾。进食、节食或过度进食，是孩子能够自主控制的行为，是他们力所能及的行为。所以，我们往往能够看到一些孩子以进食有关的行为来拯救自己的家庭，拯救父母之间的关系。当我们在诊室里面对这样的孩子和他们的父母时，总是会看到那些隐藏在进食障碍背后的孩子们的恐惧与渴望。

小雨11岁时有一次吃了不洁食物，感到胃胀、胃不舒服，自那天开始越吃越少，从流质到半流质，再到后来只能吃米糊，父母带她看遍了各大医院的消化科、中医科、外科，最后被判定为十二指肠淤积综合征并进行了手术，但依然没有好转。14岁时，小雨158cm的个子只有29千克，父母尝试着咨询精神科医师，这个尝试找到了小雨真正的病症——非典型神经性厌食，也找到了她的真正病因——家庭中父母的矛盾。原来小雨病前，父母长期争吵甚至准备离婚，自从生病以来，父母协力为她看病，得病无形之间解决了父母冲突，而小雨则无意识地选择"牺牲自己"来维持家庭的完整。

进食障碍患者的家庭具有一些共性。厌食症患者的家庭观念强调完美、无伤害、适当行为、情感克制和对异议的容忍；而贪食症患者的家庭易表现出可变性、激动情绪、矛盾和负性情感。进食障碍患者的母亲罹患进食异常的比例明显高于一般母亲。这主要是因为，一方面，母亲的饮食习惯直接影响女儿的饮食习惯和饮食态度；另一方面，这类母亲很注意自己和女儿的形体，使女儿无意识中将母亲的形体视为模板而刻意效仿。

（二）父母特征中的危险因素

进食障碍患者的父母也有一些共同的特征。如有研究报告说，与一般人群相比，进食障碍者的父母酗酒或药物滥用的概率更大些。

也有研究发现，母亲对进食的态度和行为对子女有重要影响，母亲在子女的进食失调中起到了很大的作用。进食障碍患者的母亲，其进食异常的比例明显高于一般母亲；患者的母亲比一般的母亲更觉得她们的女儿应该更瘦一些，并且认为女儿没有吸引力，可使其女儿发展成为进食障碍的风险大为提高。母亲的评价对患者的影响比媒体更大，母亲尖刻的批判预示着将来女儿易患进食障碍。还有一些研究表明子女的进食障碍也受到父亲的行为方式的影响。如有研究表明，有吹毛求疵的父亲或兄弟时，我们更有可能发展为进食障碍。下面这个例子中的主角——法国著名女模伊莎贝尔·卡罗，便是因母亲的影响而患上厌食症。

我看到了自己在青春期到来前身体的变化，而且我不能切掉我的腿来让自己不再长高，最好的解决办法是什么？不再吃更多的东西！我向我妈妈宣言我要进行一个节食计划，而妈妈一点儿都不反对，并且表示："你想要像一个舞蹈演员那样注意身材！"在圣诞节，我买了一个秤作为礼物，那便是地狱般的漩涡的开始，我每天都称很多次体重，我的体重在渐渐地降低，并且我几乎不吃东西。我告诉自己，我不能贪溺美食，否则就会沦为一个肥胖的、带着愉悦感品尝一切食物的平庸女孩……

此外，进食障碍者的父母倾向于传递较多的养育情感，而忽略他们的子女表达自身想法和感受的需要，他们倾向于控制，只允许子女保留较小的自我定位精神空间。其中，与厌食症等其他进食障碍相比，贪食症患者的父母情感更外露，家庭矛盾更明显，父母责骂和轻视子女，家庭控制更直接。

三、家庭四种具体的危险因素

具体来说，家庭进食观念、沟通方式、成员关系、父母婚姻和谐度、父母管教子女的态度和方式等家庭其他方面的功能失调，也会对子女进食障碍的形成产生影响。概括来讲，家庭与进食障碍背后的渊源主要表现在以下四个方面。

（一）家庭进食观念

有研究表明，超过50%有进食障碍的家庭都过分强调体重和体型。与那些饮食正常的家庭相比，这类家庭中的母亲更有可能是一个节食者或者完美主义者。当父母对孩子的期望较高时，成功的节食可能会得到父母的赞赏，从而使得节食行为被强化。这种行为在那些其他方面不成功的孩子中尤为明显，因为他们希望通过节食来使自己变得苗条和漂亮，使自己得到他人更多的认可和喜爱。不吃东西可能会使个体在家庭中显得重要，并且可以在一定程度上控制家庭的其他成员（如果你……，我就吃东西）；另外，不吃东西也可能是惩罚其他家庭成员的一种手段（我之所以不吃东西是因为你……）。进食障碍的第二个后果是个体会被当做小孩子一样来对待，并且可以逃避他们不得不承担的责任。同样，这种现象在高度强调成就的家庭中出现的可能性是最大的。

丽丽的爸爸是做生意的，妈妈带着她在家里也很孤独、闷得慌，就整日跟邻居玩牌。丽丽因为要写作业，不能跟去，所以家里经常只有丽丽一个人。她对妈妈说，"能不能陪我在家里待一待？"但是妈妈觉得孩子有吃有穿就可以了，她就说，"我给你买好多好吃的，我一会儿就回来。"后来，有一次丽丽发烧了，她妈急了，就没去玩牌；而且丽丽吃不下饭，需要妈妈喂她，丽丽觉得这时候的自己特幸福。她一方面希望自己尽快好起来，但另一方面害怕自己好了之后，妈妈又把自己扔下。从这之后，慢慢地，丽丽就变得不爱吃东西了，没胃口，有时候实在饿得受不了了就快速地塞很多东西到肚子里，然后又因为害怕自己变好而用手抠出来。后来就发展成了暴食症。

（二）私人领域被侵犯

神经性贪食症治疗专家Joanna Poppink说："每一位患者都有一个显著的问题，在她们的早期经验中，都曾有过私人领域被持续、无情地侵犯的经历。"那么，什么是私人空间被侵犯？最极端的侵犯包括性骚扰、性虐待和身体虐待。除此之外，还有其他形式对私人空间的侵犯，虽然不像上述的那么富有戏剧性，也不怎么被人们讨论，但是却更普遍，并且同样具有破坏性。当儿童没有隐私，她的日记被检查，她的东西在不经允许的情况下被借出或拿走，她的选择被忽视或鄙视，她没有权利决定自己的生活如衣服、食物、朋友或活动……这时她的私人空间就被侵犯了。在各种私人界限被漠视之后，个人将会通过进食以减轻情感上的痛苦。她可能会吃很多食物从而寻求安慰，对于怎样才算足够，没有一个内在的标准。

（三）冲突和情绪被否认

进食障碍者的父母往往过度控制，不允许情绪（尤其是负面情绪）宣泄，而且对孩子的成绩和乖巧等津津乐道。这样的家庭被称为"牵绊家庭"，其中的成员过度依赖，以致家庭成员的个性变得模糊。很多研究者发现，典型厌食症患者家庭的特点是成功、进取心强、关注外表和尽力保持和谐。为达到这些目标，家庭成员常常否认或者忽视那些冲突以及负面的感受，并倾向于将自己的问题归罪于他人。这样做的代价，是他们之间无法坦率地交流。小丽的家庭就是一个典型的例子。

小丽的妈妈是一家公司的总经理，每当小丽想与妈妈说些什么，忙碌的妈妈总是用食物堵住小丽想要说话的嘴。"上了初中，我突然间意识到自己胖胖的模样非常丑。"小丽觉得这都是妈妈不停地让她吃东西的结果，于是，对食物有了一种本能的反感。她讨厌妈妈，更讨厌妈妈让她吃东西。于是她开始节食，后来发展到严重的厌食症。

在那些患进食障碍女孩的家庭与对照组家庭之间，

存在着不同的家庭内互相交流模式。有进食障碍女孩的母亲基本上扮演着一个"社会信息传递员"的角色——经常告诫女儿要瘦。她们常常自己也在节食，并且一般来说，她们比对照组的母亲更加倾向于完美主义，对自己家庭以及家庭凝聚力更加不满意。在这种环境中，负性情绪不能得到表达，控制和完美成为家庭的主题。母亲认为女儿需要减肥，且对女儿的体重很挑剔。在多数情况下，母亲们自身体象感知力的缺失使她们允许孩子去忍饥挨饿。这些女孩子若不能完全忽视饥饿感，可能会患进食障碍。

（四）家庭关系混乱

进食障碍患者的家庭背后其实都交织着爱与恨，控制与反控制的权力之争。

1. 剪不断、理还乱——人际心理缠结

人际心理缠结是指家庭成员之间过分卷入，父母代替孩子做决定，父母相信自己知道孩子的感受。进食障碍患者常常有一个关系过度紧密的妈妈和一个被排斥在外的爸爸。

14岁的莉莉与妈妈形影不离，同床共枕至今，而爸爸则因为工作和身体问题（回家晚、会打鼾）独居一室。当爸爸犹犹豫豫地提出'这样是否恰当'的疑问时，妈妈的理解是"这对我们的生活没有任何影响，但如果从您这里确认这对心理发展有坏处，我们就改"。

孩子的反应则是"这有什么不妥？我不愿意改"。莉莉和妈妈之间是纠缠不清的，那么那个看似远离家庭的父亲呢？他不仅用行动配合了这样的一种关系，而且在心理上也"接受"了。深入交谈时，爸爸对女儿的心理发展做出了"全面的"阐释，包括她是如何患病的，似乎认定自己的理解就是事实，女儿的抗议显得十分无力。这也是人际心理缠结的一个特点，就是"代替别人思考，代替别人感受"，然后认定"你就是这么想的，你就是这么觉得的"，这种"不分你我"的缠结。

2. 你的爱羁绊着我——过度保护

过度保护这个概念里包含了很多现象，包括家人之间的过度关注，不分彼此，包办代替，排外等，相应地，几乎每个家庭成员都会在心理和行为方面承担过多的责任。这让每个人在感到负重的同时，彼此之间又有了很多诸如感激、无奈、愤怒、内疚等复杂矛盾的情感，让他们紧密相连，甚至动弹不得。患者的家庭成员过分关注其他每一个家庭成员的幸福。多数进食障碍患者谈到疾病的影响时第一个反应是"对不起父母"，可一提起父母的"贴身保护"又愤恨不已。在父母过分关心和爱护或束缚下成长的孩子，常常感到一切都不能由自己做主，这种对自身的失控让他们不安，甚至愤怒，所以，他们选择以控制进食作为武器。有个孩子曾天真地一语道破个中玄机：我要是吃饭了，父母不听我的怎么办？

进食障碍患者王某，瘦得皮包骨，是一名20岁的大学生。从3岁开始，王某父亲就长期在外工作，身边只有母亲照顾。而母亲对王某有很强的控制欲，母女俩经常因为小事争吵。在王某看来，母亲无时无刻的关心和爱护是一种束缚，她渴望更多的个人空间。她渐渐没法面对人际关系的矛盾，只有关起门来与自己的身体作对，食物就变成了她得心应手的武器。一旦心情不好，她就会拼命吃很多东西，渐渐胖了起来，导致后来又因肥胖而自卑。几个月下来，王某出现了严重的内分泌失调状况。最终，她在家人的陪伴下来到某医院就诊，确诊为进食障碍。

3. 我是父母感情的纽带——回避冲突并把孩子卷入其中

一些家庭治疗师认为，进食障碍患者只是家庭功能障碍的症状表现者，患者作为症状的携带者将家庭的问题以进食障碍的形式表现出来。"孩子是夫妻感情的纽带"，这句话从另一个角度正好形容进食障碍患者的尴尬处境。进食障碍青少年的家庭关系往往不够和谐，要么父母离异，要么父母在教育孩子的理念上存在分歧，或者家长和孩子的沟通有问题。而家长的应对方式，要么是回避冲突，要么是长期处于慢性冲突之中。处于青春期的孩子会使这类家庭充满压力，因为他们追求独立的行为常常会导致父母冲突公开化。而患者的出现则可以避免家庭中出现完全的对立，甚至会使整个家庭团结起来应对"症状表现者"，孩子的软弱和对家人支持的需要使其成为注意的焦点，从而使家庭的冲突转移，即进食障碍患者病情的进展起到了避免家族矛盾的作用，孩子成为替罪羊而难以脱身，疾病便这样延续了下来。另一种回避冲突的情况常见于父母和孩子在疾病的较量过程中。

赵某（14岁）的厌食症经过艰苦的治疗终于进入了康复期，治疗会谈里她提的最多的问题就是"如果我这样或那样做让别人不高兴怎么办？"几个回合的对话下来赵某惊呼"那不就会有冲突了吗？冲突不是不好吗？""谁说的？"我继续步步紧逼。"他！"赵某指着爸爸叫道。接着平素文静谦和的赵某突然痛哭失声，开始讲述爸爸在妈妈引发冲突时是如何回避，进入冷战，而自己又是如何苦心孤诣地制造机会让两人和好，让家里的气氛缓和。"我觉得特别累，觉得自己一定是特别糟糕……"

4. 君不见我已羽毛成蝶——行为模式僵化

试图努力维持原有的状况，而不能有效地、弹性地解决家庭中新出现的问题。如果说青春期的孩子要经历的是从依赖父母、依赖家庭到脱离父母、走出家庭，最终进入同伴世界的蜕变，那么这些孩子所属的家庭也要经历一个蜕变的过程。如果家庭仍然延续孩子青春期前形成的互动模式，试图解决青春期出现的问题，则势必要受挫。虽然心理学上非常强调婴幼儿期及儿童期的心理发展，强调这些时期个体安全感、信任感和能力感建立的重要性，但青春期的重要性也逐渐被更多地发掘。实践表明，这个时期如果可以成功地过渡，甚至可以修复之前曾遭受的心理创伤，如果不能成功过渡，则即便之前的发展很顺利，仍可以对个体的心理发展造成难以弥补的损害。进食障碍被一些学者解释为孩子在青春期的分离——个体化过程中家庭互动的产物，它让家庭陷入危机，既是对家庭的一个挑战，同时也是一个机会。如果危机被有效应对，不仅孩子可能在重获健康的同时真正地成熟起来，家庭也可以一起获得成长。

敏敏的爸爸最擅长讲道理，厌食之前的敏敏也确实是个听话和懂道理的好孩子。而当敏敏开始抗拒妈妈的过度管理，抗拒爸爸安排的大量学习任务，甚至抗拒吃饭的时候，爸爸则开始变本加厉地讲道理——"说破了嘴"，到头来开始了"失控-暴力-内疚-更耐心讲道理"的循环，结果问题还是问题。敏敏终于发现不用听爸爸讲道理的东西（厌食症）了，怎么能轻易放弃呢？

还有一点需要澄清的是：不论进食障碍患者发病前的家庭关系如何，发病后家庭关系都会迅速恶化。因为没有任何事情比看着儿女对这一桌丰盛的饭菜挨饿更让人有挫败感。即使那些有教养、有知识的父母，包括对这种心理障碍很了解的心理学家和精神病学家，都曾有报道在极端挫折感的时候诉诸暴力手段，迫使他们的女儿把一些（即使是一点）食物放进嘴里。这些父母的负罪感和痛苦程度常常超过了患这种心理障碍的孩子的焦虑和抑郁程度。

实际上，进食障碍的家庭病因是很复杂的，上述家庭因素未必会导致进食障碍，而进食障碍患者也不一定会有同一类的家庭特点。因此家庭因素只是进食障碍形成过程中的一个重要影响因素，必须与其他因素结合起来考虑。

第七章 以瘦为美的社会——解读进食障碍社会层面的成因

我们都听说过"内在美才是真的美"，对不对？但让我们面对事实吧，打开电视机，你就会受到来自模特和明星形象的冲击——从各种热播电视剧中的清瘦苗条的女主角，到一些港台小天后，再到节目美女主播，真是一个比一个瘦。无论你走到哪里，世界似乎都在向你传递这样一条信息：纤瘦的身材可以让所有问题迎刃而解，要么瘦，要么死！大街小巷到处都能听到人们吼着减肥的声音。瘦的标准被一调再调，减肥的风潮也是一浪高过一浪，虽然媒体会不时爆出一个为瘦而身心受伤的个例，但这些依然不会动摇减肥大军的士气。"以瘦为美"审美观和风气已经深入人心，我们正处于一个以瘦为美的标准的时代。

百度厌食症贴吧甚至有"怎么得厌食症"的主题帖，虽然也有人回帖劝阻，但跟帖支招的仍然不在少数。支持者宣称："大家想得厌食症，只是为了想要瘦下来，厌食也没什么不好，是你们把它想得太可怕了。"微博上"期待"患厌食症的博友也不在少数，网友 little 宣称："我一定要得厌食症！催吐，吃泻药，这些我都做过，我宁可把自己折腾死也不想肥死！"网友阿诺尔甚至总结了催吐、强忍不进食等四种得厌食症的方法，诸如此类让人倍感担心。

据调查显示，"拼瘦族"之所以存在，75.8%的人认为是因为"许多人盲目跟风，缺乏自己的审美判断"，65.0%的人表示是"越瘦越美的畸形审美文化所致"，62.0%的人归因为"减肥产品商家夸大性的宣传"，56.6%的人表示是"娱乐明星的不良示范"，56.1%的人认为是因为"媒体、影视作品都宣扬'瘦才是美'的价值观"。实验研究证明，对于那些对自身不满的年轻女性来说，仅仅接触到那些媒体型象就可以增加这种不满的程度。同时，同伴的影响在进食障碍的发生中也扮演了一个重要的角色。Liberman研究了同伴在进食障碍中的社会增强作用、同伴的示范作用及受欢迎程度在进食障碍的产生和维持中的作用。

人们对身体的审美观随着时代变化和进步无可厚非。但在当前的流行文化中，以瘦为美的标准被过度强化，许多人盲目地跟风减肥，竟把体重的减轻内化成自己的坚定信念。一味地认为越瘦越美是一种审美文化病，部分电视广告和娱乐明星也在不断放大这种审美文化病的影响。很多女生不自觉地被这种畸形的审美文化绕进去，逐渐形成了"要么瘦、要么死"的病态自我认知。

一、社会文化对美的狭隘定义

小时候，妈妈给我们讲的童话故事里，白雪公主都有着极其瘦长的身材，她们的腰围仿佛不到臀部的1/2，穿上连衣裙的刹那，亮瞎了王子的眼睛。从此，我们的脑海里，深深地潜入了一个关于公主、关于美丽的传说；从此，我们的脑海里深深地植入了一个关于瘦和美的连结。

（一）以瘦为美是狭隘的审美观

其实，美的标准有时会因时因地因人而异，美是进化的产物，是事物适应自然和人文环境的一种表现形式。

（1）环境不同，能造就出不同的审美观念。美首先是生存的观念，然后才是文化的观念。如果某一特征或行为有利于人的生存和发展，人们就会欣赏它，追求它，并通过我们的追求沉淀为文化习俗，最后上升为美的观念。在新中国成立前，云南独龙族的女孩到十二三岁，都要纹面。这种在外人看来很丑的修饰，其实是她

左侧竖排：精神性进食障碍

们免于被外族蹂躏、自我保护的一种策略。类似的审美活动可谓不胜枚举。我国古代妇女裹脚，清代的男人留辫子，缅甸妇女的长脖子，太平洋岛国的女人以肥胖为美等等，都是适应环境而造就的一种独特的"美"。

（2）经济水平不同，审美观念有差异。一个朋友去了乌干达，把家人的照片拿给那里的妇女看，其中一位妇女说："啊，你的母亲可真漂亮，她和你一样胖。"当地美术馆的画像里，妇女们都很丰满，她们是那个时代的美女。有一位妇女说得好："社会总是想让女人的体型变成最难实现的那一种。在维多利亚时代，没有好东西吃，但当时最受欢迎的体型却是'丰满'。而现在，各种食品应有尽有，更不用说各种酒吧了，可是人们却想让女人看起来像'竹节虫'。"过去中国人都说孩子胖乎乎的真好，说明她家里富裕、有钱，这是被人羡慕的。所以那个时候谁会为瘦而奋斗呢。相对地，我们也不难理解在今天，生产力提高了，人们生活相对富裕了，闲暇时间也增加了，衣食住行改善了，反而出现了西施或林黛玉那样的瘦弱病态的女性美的标准。

（3）种族文化不同，审美观念亦有差异。不同种族文化的理想体型标准也是社会文化因素对进食障碍作用的一个方面。有研究表明在体重相同的情况下，黑人妇女较少对自己的体型不满，且患进食障碍的人数也较白人妇女少。这是因为，与白人男性相比，黑人男性对瘦的要求没那么高。

总之，以瘦为美在很大程度上是审美观念发展的产物，是一定的社会文化的结果，是一种狭隘的审美观。

（二）错把瘦当阶层地位的象征

当今天的社会渐渐把白领女性塑造成女性典范，成功女性的形象也被清晰定位了，那就是瘦。甚至有人将"一屋不扫何以扫天下"曲解为"连苗条身材都维持不好，还谈何事业，谈何成功"。正是受到这些审美歪风的影响，减肥成了席卷世界的浪潮。不少女性特别是年轻女性趋之若鹜，那些身材超级纤细、只能穿"零号"服装的瘦模特成了她们羡慕和追求的对象。其实周围好多女孩子并不超重，但无论是胖的还是瘦的都想减肥或正在减肥。绝大多数女性是跟肥胖完全不沾边的，却天天在辛辛苦苦地减肥，想方设法节食减肥、运动减肥，还尝试过其他各式各样的减肥方法。这种现状用网上一首歌来形容非常贴切："E时代真累，人人喊减肥，明星到百姓，全都爱曲美，看街头巷尾，细胳膊细腿，可怜的妹妹，饥饿的玫瑰"。

在畅销书《格调》中有这样一段描述："今天，肥胖是中下阶层的标志。与中上层阶级和中产阶级相比，中下阶层的肥胖者是前者的4倍。"个人的体型在消费主义主宰的社会中意味着：你是否有足够的钱和闲暇时间健身；每天能否吃上经过精确计算卡路里和脂肪量的晚餐，而非速食品和啤酒；你是否足以支付昂贵的减肥产品。凡此种种，以貌取人就足以为一个人的社会地位下结论了。只是，当众多女性以一个"成功者"的形象示人的时候，你可知道光鲜亮丽的外表之下，有多少人正饱受进食障碍的折磨？

（三）错把瘦当女人的象征

在中国，追求人体美的最早文字记录，可以远溯到先夏时期的文献《五藏山经》——当时的人们以"腰细"为美，而肥臀则表示生育能力，这属于正常的审美。唐代，以胖为美，杨贵妃是其中的重要代表。但到了春秋战国时期，楚王"好细腰"，却导致宫女"多瘦死"。这时的"以瘦为美"已经被异化成为"性欲"的符号和通行证；楚王的这种审美趣味，迫使宫女采取种种"瘦腰"手段，直至"瘦"得皮包骨，全身营养不良，甚至断送了卿卿性命。

时至今日，中国男性对女性的以瘦为美的审美观念又流行起来，并成为时尚，而且愈演愈烈。无数女性对此仍然是心甘情愿地接受，结果仍然是有不少的女性为了"瘦"而放弃了美食，耗费了大量时间和金钱去"减肥"或者"瘦身"，不惜损害了健康，甚至断送了性命。显然，这种以瘦为美的男性对女性的审美标准，严重背离了女性的生理特点和健康标准，已经从对女性的欣赏，变成对女性的摧残。

95−50=45。算术结果是我减去的重量。45千克，一个人。瘦了整个世界都变得美好。我65千克的时候认识一男性，当65千克的我站在他面前，他选择转身。这样的场景我已经历无数次了。次数多到我以为我自己已经习惯了，麻木了。可是每次我都会哭都会伤心。不管经历多少次我的心它依旧会疼。人心再善良，肉眼也看不到，肉眼能看到的是那一身皮囊而已。如果站在你面前的是45千克的我而不是95千克的我，你还忍心离去吗？

我暴食，我运动，我拼命想变好看、变美。好吧，瘦了是美了。可皮肤暗黄，皮肤松弛，连我妈都不如！为什么我活着就要遭受这种折磨？我想要的很简单，是每个人措手可及的，对于我来说却遥不可及！一个简单的家庭，一个正常的家庭，一个满满爱的家庭。注定没有，注定不正常，注定我要忍受和承担一切。

二、媒体推波助澜的宣传

大众传媒对进食障碍的发展也起到一定作用。在某种程度上，理想的媒体形象是进食障碍的重要基础。打开电视，"某某瘦身按摩带"教你如何去除小腹、大腿等地方的多余脂肪。翻翻杂志，一份份明星怀孕长胎不长肉怀孕菜单，等你试用。再看明星出的书，其中大多数都有过为胖而发愁并痛苦减肥的经历。有些网站还有明星瘦身前后的照片对比，虽说一看就是两个不同的人的照片，但它还是能坚定你要开始为美受苦的信心。于是各式各样的减肥方法在生活周围浮现，让许多女性甚至男性也在不知不觉中开始关注自己的体重。

（一）纸片模特的歪曲宣传形式

1. 不良榜样的示范作用

纸片模特本身，就是媒体对"瘦"的一种变态宣传形式。出现在我们视野中的媒体型象，会不自觉地被我们当成理想的体型，而予以效仿。于是，这些纸片模特就在无形中塑造了我们的审美观，让我们都想"像她们那样瘦"。

以瘦为美的历史可以追溯到六十年代名噪一时的模特Twiggy，但设计师青睐超瘦模特的风潮在八十年代才刮起来。设计师Calvin Klein启用模特Kate Moss是引爆这股潮流的导火线：她面容瘦削，犹如流浪儿一般，从此模特们的体重又有了新标杆。他表示："人们之所以将Moss这样的瘦削模特类比为"流浪儿"，是因为在她们之前，女人隆胸塑臀的现象十分普遍，几乎达到失控的地步。我非常厌恶这种行为。我想要人自自然然的，永远保持瘦削。而Moss正好是我一直寻找的类型，她与以前的魅力型模特截然相反。"从那以后，Moss和其他超瘦模特就成为Klein服装广告的专宠。

今天，广告和杂志编辑必须用图像处理软件为模特们的照片添肉丰身。时尚造型师透露说，即使大号模特在镜头前也会稍显瘦削，必须在衣服里加衬垫，才能使她们更加丰满健硕。英国《Cosmopolitan》杂志编辑Leah Hardy坦言："多亏了图片修涂技术，时尚健康类杂志的读者们才不会看到瘦削美人们面目狰狞的一面，这些超瘦的姑娘们本人并不那么艳光四射。她们骨瘦如柴，头发暗淡稀疏，眼袋黑斑密布，这些缺点都奇迹般地被修涂技术一扫而光了，呈现在读者面前的是一个个肢体张扬、眼眸灵动、魅力四射的靓妞。"

在前面一章，我们读到了著名的厌食症模特伊莎贝尔·卡罗的自传，在自传中她责备她的母亲导致了她的进食障碍。伊莎贝尔的妈妈可能和她女儿最终的死亡有很大关系，但是钉上她棺材最后一根钉子的是一个巴黎的时尚代理人。她曾被一个模特代理人告知，她必须再减去10磅才能找到工作，她立刻减去了20磅，跌到了55磅（她身高1.65m）。这次极端的体重下降导致她住进了医院，在那里她连续几个月都是时而清醒，时而昏迷的状态。那次濒临死亡的经历使她感到了恐惧。

卡罗并不是第一个骨感美规则的牺牲者，早在2006年，巴西模特安娜·卡罗莱娜·雷斯顿死于肾衰竭，年仅22岁，她身高1.72m，体重却只有40kg。几个月后，乌拉圭模特路易赛昂·拉莫斯在蒙德维迪亚走秀时因心脏衰竭而猝死，她身高1.75m，体重却只有44kg。2007年，身高1.67m的以色列精英模特elmalich在体重跌落到只有22kg之后，死在了医院。

2. 激发以自卑介导的求瘦狂潮

仅是看到这些瘦模的照片本身，对爱美的女性就已经是一种极大的应激。诸多研究表明，接触媒体的"理想瘦"讯息和身体不满意有关。受试者观看越多与暴露身材及体型相关的广告或讯息，对身体就越会产生不满和不愉快的情绪体验。一项最新的研究显示，女性用户在浏览Facebook等社交网站时可能会引发进食障碍，这是因为她们在网站上看到其他女性用户的信息时会对自己的形象感到自卑，从而影响其心情，造成饮食习惯的紊乱。还有研究发现，女性被试在看完纤瘦的传媒影像后，其身体意象显著低于看一般形体、较胖形体或无生命物体；且19岁以下的女性更容易受"理想瘦"体型的影响。

（二）不切实际的宣传内容

媒体大力宣传减肥的功效、鼓吹极致身材人人皆可拥有等不切实际的宣传内容，也让追求完美、幻想极致的女孩在不知不觉中陷进去。研究发现女性对媒体宣传的认同程度越高，患进食障碍的可能性越大。相信你随便抽样访问身边的女性朋友，问问她们对自己体重的看法，多数人都会希望"再瘦一点"。这在当今已经成为一种必然，但荒谬的是，不论多高的女孩子，都坚信"美女不过百"的论断，还要配上梦幻般的一尺七寸小蛮腰。幸好体型没有无限的可塑性，否则这种关于媒体对"瘦"的宣传会变得更加肆无忌惮。

越来越多的证据表明，体型受遗传因素的强烈影响，也就是说，我们中的一些人生来就比别人重一些，而且有各自不同的体型。虽然我们中的绝大多数人体型可以变得更健美一些，但是只有极少数的人可能达到今天媒体所宣传的体型。如果每个人都想达到媒体鼓吹的体型，这在生物学上几乎是不可能的。其次，随着营养条件的改善，女性的平均身高和体重在逐年增加，而且从历史上看，也呈一种增加的趋势。所以，媒体宣传所鼓吹的梦幻般的身材越来越难以达到。

在媒体错误宣传形式和错误宣传内容的双重误导下，在无孔不入的媒体精神下，人们已经丧失理智，对瘦的追求达到疯狂的地步，进食障碍一触即发。

三、商家唯利是图的操控

当琳琅满目的瘦身机构或产品广告充斥于各种媒体，商家提供给消费者的错误讯息是：胖代表丑陋、落伍与失败，只要变瘦就代表美丽、流行甚至成功。所以整个社会疯狂陷入了减肥的迷思中。而在减肥旋风持续不灭的现象中，厌食症与贪食症即飙升成为减肥一族挥之不去的梦魇。

（一）"瘦"有巨大的利润空间

引导女性去瘦身，拥有巨大的利润空间。为什么呢？我们来进一步阐述一下：由于生理功能的需要，成年女性通常比男性至少要多出10%的脂肪。在女人有生之年其基本的脂肪是永远也减不完的。这有点像有句诗词描述的"野火烧不尽，春风吹又生"。这个特点一旦被唯利是图的商家利用，就意味着，仅仅依靠向女性灌输一个"瘦身美"或者"苗条美"的概念，就可以把无数希望美丽的女性一辈子套牢，陷入永不能逃生的黑洞，让她们俯首听命于虚幻的与真相背道而驰的弥天大谎。因为她们身上减了又长，长了又减，永远也减不完的脂肪成就了他们源源不断的财源！推崇瘦身为美其实是巨大的商业利益驱使的全民性无理智的行为，这就是真相！

下面列举的意大利某服饰品牌的销售策略，在无形之中利用了"瘦才是美""瘦即是美"的巨大商机。

意大利品牌Brandy Melville的衣服几乎都只有S号，进军美国不过短短五年，一跃成为本季最受美国青少年欢迎品牌第一名，胜过Nike等知名品牌。这个服饰品牌全美只有十八间门市，但因为网络之便，在全美年轻少女中饱受青睐。Brandy Melville的图片分享中有超过两百万人追踪，里面充满长发、长腿、白皮肤的纸片少女形象，有些是专业模特儿，有些则是自愿加入的消费者。这反映出虽然近年时尚界出现许多检讨审美歪风的声音，但仍然有服饰品牌坚持瘦才是美的价值观。许多女孩自嘲："Brandy Melville让我发现自己有多胖。"

（二）商业操纵瘦身"三步曲"

商业正通过掌控审美话语权的方式再造女性，当一个人无法确认什么是美时，就如同一只迷失方向的羔羊，在慌乱中把羊鞭当作方向，甚至把狼的话也视作良言，在现代商业的丛林，这些羊群必然将成为各类捕食者的猎物。教育的不作为令大众对人体审美毫无概念，这就给商业按照金钱规律来重设美的定义提供了绝佳的机会。商业控制审美的手法并不复杂，只是唯利是图的商业动机在温情脉脉的面纱的掩藏下，难以为普罗大众所察觉。要大众乖乖地听从他们的摆布，商家们只需要奏响他们的"三步曲"。

第一步：长期利用媒体妖魔化自然的人体。商家会语重心长乃至于苦口婆心地告诉你，你太胖了、你的肩膀太窄了、你的大腿太粗了、你的腿太短了、你的屁股太大了，总之，你身上的每一个按照正常基因发育出来的零部件都是有问题的，天长日久地在你耳边唠叨，奈何爱美之心人皆有之，如果有一天你终于信以为真了，你就得去改变，那么照着什么样去改变呢？

第二步：炮制他们设定的时尚人体美范本。当然是照着美的范本去改变了，于是他们推出第二步。典型的如T台模特，这些女性模特有着宽宽的肩膀、窄细的屁股、骨立形销、大多尖嘴猴腮样（稍微有点人体常识的人只要冷静一想都会明白，这些从人群中刻意选择出来的"美的范本"，其实都是人类女性的畸形身材，是不良基因流传的结果）。

紧接着是关键的第三步：建立帮助你实现变美愿望的商业帝国。在这个帮助你变美的商业帝国，在每一件令你变美的流行商品和时尚概念面前，你只是掏钱赎罪的思想奴隶。

我们不得不承认，商业操控拥有着令人难以置信的巨大魔力，这么多年下来，他们欲取代上帝的不懈努力确实在全世界打造了各色人等的新新人类女性，即使在欧美这些传统的细腰宽肩丰臀女人云集的地区，今天我们也很容易看到没有屁股的女子猴窜于街头巷尾，至于东亚，更是殊荣了，自古在其特有文化作用下就有着窄骨盆历史的中国女性至今已经蝉联了7年剖腹产桂冠。

今天，越来越多的人接受到的身体概念早已不是造化原初的模样，而是商家不断重复着告诉你的样子。女性是遭受重点围攻的对象，因为女性天生的思维模式令她们更容易接受导向甚至暗示。毫无疑问，现代商业社会成了这个世界新的造物主，他们就像是潜入羊群的狼一般贪婪地蚕食着女性的身躯，今天炮制出竹竿筷子腿，明天又会抛出锁骨美。商业一旦离开了人性道德的制约，必然走向反对自然审美，开足奔向全面人工制造审美的马力，将女性身体来一个彻头彻尾的重造。因为制定审美人为新规则就是印钞机。当审美的标准甚至于身体的标准都完全掌握在他们手里，那么仅仅靠着忽悠这些标准，就可以赚取无尽的金钱。

四、同伴令人窒息的压力

在现代社会中，孩子一出生就被比较来，比较去。"隔壁家丽丽8个月就会走路了，我们家宝宝还不会爬呢"，"我同事她女儿四个月就出牙了，我家儿子都一岁了还没有动静，真是急死我啦"。在我们成长的过程中，"别人家的孩子"无处不在。虽然很多孩子会抗议自己一直生活在"别人家的孩子"的阴影之下，但是慢慢地，孩子们自己也认可了，"我就是需要与别人比，我只有需要通过相对位置才能更好地定义我自己"。

处于青春期的个体迫切希望得到同伴的认可，同伴对体重和体型的评价和采取的进食行为都会对她们有很大的影响力。如果不恰当地盲目追求理想体型，加上同伴间的竞争压力和模仿，媒体宣传文化中存在的求瘦倾向和食物过剩，就容易导致进食障碍。

（一）错误的模仿学习

学习是孩子认识和了解这个社会的重要手段。社会学习理论告诉我们，孩子们会在同伴交往中学习各种同伴的各种态度和行为。当孩子尚未成熟，理智尚未发展完善之际，他们对于出现在自己眼前的、感兴趣的一切事物都会不加选择地模仿和学习。这其中，就不可避免地可能会模仿和学习到一些错误的、不恰当的观念和行为，比如：苗条的重要性，节食行为和催泻行为。所以，对苗条的追求甚至是残酷的厌食或暴食行为，有时候在孩子中间是会有传染性的。当班里有一个厌食或暴食的孩子时，顺藤摸瓜，往往也会发现还有其他的孩子也有类似的观念、在进行着类似的行为。

（二）不良的社会比较

孩子们一天天地长大，他们一天天地通过无数信号判断自己是否"漂亮"，比如有人会对他们尖叫，有人会在学校的操场上小声嘀咕。当然，还有其他一些信号。除非这个孩子注定能长成少数标准的俊男美女，否则，要保持自尊，他们就必须与这个世界争战。孩子们喜欢与同伴进行比较，通过在同伴中的"相对位置"来定义自己。如，大家都很瘦，我也不能胖。一位厌食症患者说："如果我在健身房看到一个和我年纪相当的男人，有着完美的肌肉线条，那一天我的心情就完蛋了。我从来没有跟别人提过这种心情，但是很多次这样的经验发生，让我沮丧到我好几个小时没办法想其他事。我什么事都没办法做下去，好郁闷啊。"

就读于北京某高校的大三学生小晴对自己168cm、55kg的匀称身材一点也不满意。"越瘦越好"的想法每天为她"洗脑"，在学校里和别的女生比瘦也成了她的习惯。每当看见比她瘦的姑娘，极大地嫉妒心理和"没有最瘦只有更瘦"的壮志豪言就更加根深蒂固了。于是，减肥被小晴提上了日程。

　　有厌食症的21岁男孩巴瑞回忆道，"我并不觉得自己非常胖，但是，我却受不了自己比学校的其他男生胖。"青春期过后，他对身材肥胖的忧虑，恶化到了无可救药的程度。后来他为自己设计的三餐竟然是：早餐，一片莴苣；午餐，也是一片莴苣；晚餐有点变化，是一片莴苣加上蕃茄酱。他的脑袋里狂喊着："我要食物！"却刻意拒绝吃东西。他会走到麦当劳，闻一下香味，然后就匆匆离开。他每天仍然花很多时间在想：他到底胖不胖？

（三）恶意的嘲笑或欺负

　　同伴给予的评价，尤其是对个体体型、外貌方面的负面评价，会让个体焦虑不安、十分在意。作为孩子，他们对自我的认知，很大一部分来自与他们朝夕相处的同伴们。如，我们怎么知道自己被人接纳、值得人爱？答案当然是：我们是从外部，特别是从我们深爱的人和信任的人那里找到被接纳、被接受的感觉的。生活中的难题是：在我们自尊最脆弱的时候，我们的同伴却最容易伤害我们。请看一下，8岁生日那天，他们是怎样对着我们唱的：

　　祝你生日快乐。

　　你是动物园里的一员，

　　你长着一张猪猪脸。

　　祝你生日快乐。

　　曾经因为体重或体型受到同伴嘲笑或欺负，会让孩子们耿耿于怀，并可能因此走上"不归路"。Jade和小颖就是其中的典型。

Jade的问题起始于2012年6月，在学校中有人恶意侮辱她"胖"和"丑"，Jade感到非常失落，开始注意自己的身体，并且开始限制她的饮食，悄悄地扔掉食物。妈妈Moss注意到了Jade缺乏食欲的现象，和Jade谈论这件事，随后她承认了自己在学校遇到的麻烦。Moss女士向老师抱怨这些，老师仅仅给了那些欺负人的孩子口头警告。"我告诉Jade不要听那些坏孩子的话，但是完全没有用。"一周后，她发现Jade正在检查食物包装上的卡路里数值。随后Jade开始不吃晚餐，声称她已经在朋友家里吃过了。在学校，她悄悄地把午餐扔掉，仅仅靠啃着一点饼干存活。在2012年10月，Jade的体重从4英石7磅跌落到了3英石以下，造成她严重脱水，并且遭受着肾脏和肝脏衰竭的痛苦。在医院她被诊断出了厌食症。

刚上初一的小颖是一米五高、42.5千克重的身材，虽说不上是完美标准，但也较符合了大多数青春期发育初期的女中学生的体型。但由于班上女生发育的节奏稍有不同，小颖一入学就被同学叫成"小胖妞"。一开始她也没怎么在意，但慢慢地，绰号被叫开后，小颖也开始留意起自己的身材了。于是，她以胃口不好为由，每一餐饭都吃得很少，听说肉吃多了容易胖，所以她也渐渐地成为了素食主义者。就这样坚持了半年多的时间，体重降到了30千克，但小颖仍然觉得不满意。她每天坚持跑步，终于有几次在体育课上晕倒。有一天，晚饭过后，收拾完餐桌的妈妈一进厕所时，被女儿的行为惊呆了。小颖正用手指抠进自己的深咙，随之晚饭成为呕吐物倾泻而出。

五、极易被忽视的男性进食障碍

过去20年中，学者们研究了各种类型的进食障碍。但是，以往我们大部分的研究主题都集中在讨论女性经验。截至目前，社会大众对于男性饮食障碍的认知仍非常有限。仅有的研究对象，大部分都局限于芭蕾舞者、男同性恋者或摔跤选手，因为这些人利用呕吐来让体重符合标准。其实，生活中很多男性与女性一样在意自己的体型，男性进食障碍一样需要我们关注和讨论。在美国，贪食症和暴饮暴食症的患病率在男性当中也在增长。如今，被诊断为进食障碍的患者，有10%~20%是男性，他们也感受到保持理想中的优美形体带来的巨大压力。

（一）隐蔽性和迥异性的男性进食障碍

杰克早已经不满意他的体型了。因为他是班里身形最小的孩子，他只有18千克的体重，101cm的高度，穿的是3号的鞋，所以，他有时一天称好几次体重，有时穿着衣服，有时不穿衣服；有时餐前，有时餐后；甚至在上完厕所后，他都要去称一下体重，他为想长得强壮的这种思想而备受折磨。但每次当他称完体重后，如果他的体重没有增加，更糟的是少了0.1千克，他便愁眉不展。他沮丧地问妈妈："为什么我的体重变轻了，为什么我变小了？"上个月，她终于决定把体重计藏起来，但他无休止问体重计在哪。另外，他开始关注衣服的尺寸，因为他把它作为体型的度量标准，他在穿尺寸小的衣服后，表现得很忸怩，所以，妈妈在他衣服的标签上作了尺寸大的标记，她也允许他穿尺寸大的衣服，只是为了让他感觉更好点！

进食障碍者赵某在家中阁楼设了一个秘密角落，他在那里藏了一把木汤匙，用来塞进喉咙，刺激呕吐。每天在黑暗阁楼中进行的呕吐行为，变成了他寂寞的仪式，其中也混合了羞耻以及自厌的心情。

在上面的例子中，我们看到男性进食障碍的隐蔽性及其与女性患者的迥异性。在迥异性方面，首先在症状层面，与女性倾向于竭力变瘦不同，男性希望外观更"肌肉化"。女孩有可能认为自己超重，即使她们体重过轻；反之，男孩更可能认为自己体重过轻，即使他们实际上超重。其次，男性通过从事一些极端的行为，如过度运动，来达到他们的目标。在隐蔽性方面，绝大多数男性进食障碍患者从未主动将他们所受的折磨告知他人，只有少数患者寻求心理治疗，其他的人则完全没有为了自己的状况而就近寻求治疗。有些人甚至不知道有这种治疗方法存在，有些人即使知道，也羞于去看医生或心理治疗，因为他们认为那是一种"女人的病"。由于有那么多男人都在保守秘密，我们相信男性进食障碍问题比想象中还要普遍。因此，我们相信临床观察中对于进食障碍的估计，远低于实际人数。

进食障碍在多数情况下都被看作是虚荣或女性的问题，同时，有些追求肌肉和健美的男性并不认为自己有问题，他们认为自己只是需要更多的肌肉。加上男性在自身进食问题的表达上存在困难，这都使得医生和家长容易忽视男性罹患进食障碍的可能性。所以，我们应该积极关注男性的举动，而不是等着他们来求助。观察男性的体重是否有明显变化，或是饮食习惯是否有所改变。不吃碳水化合物和甜点可能是男性开始关注自身体重的一个迹象。如果你发现任何不同寻常的行为，不要害怕，试着理解他为什么会有这些改变，并帮助他分析为什么他没有增重和关于体型方面的事情。如果他真的有想变强健或变强大的正当理由，那么和他一起做一个健身计划。

（二）家庭不足以解释所有问题

许多年来，对于进食障碍源头的主要研究，都把焦点集中在个人的心理冲突或是所谓的"家庭机制"。这些理论认为，进食障碍是不幸童年经历的反应，例如父母不当管教、家庭功能不健全、性冲突、儿童受虐，以及成长过程中对食物和饮食的病态观念。但是，研究发现，进食障碍和童年家庭背景两者并不一定相关。某些进食障碍的男性是有不幸的童年经验，例如曾遭受到肉体或性虐待，或是与家庭产生冲突关系，或是异常的家庭饮食态度；但是，这些相似的经历也曾经发生在许多没有进食障碍的男性身上。所以，童年和家庭经历并不足以解释我们所看到的现象。

（三）流行文化在误导着男同胞们

男性进食障碍的发展是否反映了社会文化的压力呢？乍看之下，似乎不大可能。有进食障碍的奥地利男性和美国市郊长大的大学生所受的影响，似乎非常不一样。但是，他们对身体的不满意程度却是类似的。细想之下，这样的类似想象并不令人吃惊。拥有结实腹肌的动作英雄玩偶在奥地利普及的程度和美国是一模一样的。两个文化程度背景中成长的男孩子，都是伴随着肌肉英雄的杂志照片、世界摔跤联盟大赛的演出、其他电视上的肌肉男，以及同样的好莱坞电影长大的。

（四）广告也是同犯之一

广告似乎也是同犯之一。巨额投资的身体形象产业，例如健身器材、减肥治疗、营养补充品，都在告诉男孩子和男人，他们应该要有绝对苗条健美的身材。这套产业在女性市场已经饱和，如今也开始打男性的主意。无论在美国内陆社区，还是在阿尔卑斯山村庄，世界各地的男性，都时时刻刻受到那些完美线条男性形象的影响。而这些男性形象所展现的完美男性，不仅需要练肌肉，还需要积极减肥。

像女性一样，男性每天都被那些看似没有危害的消息误导并内化着自己。男性的肌肉与其控制感是紧密相关的，同时与其在社交场合的信心和力量感觉也是有联系的。对身体型象的社会评价给男性带来的影响是不可避免的，我们都浸泡在社会文化中。当你还年轻的时候，更容易感受到文化的压力。

知识拓展

你中招了吗——男性进食障碍测试

我们把先前提过的所有进食障碍问题进行整合，以供读者进行自我测评。每一条中的问题都是针对"你"。但是如果读者想把这套测试应用在其他男性身上，只要把问题中的"你"改成"他"即可。

（1）你是否经常暴饮暴食？也就是说，你在一段时间（例如两个小时）内，吃下的食物是否远高出一般男人在同时间内、同样状况下所吃的食物？你是否觉得，当你在暴饮暴食的时候，无法控制自己？例如，你是否觉得自己无法停止暴饮暴食，或者你无法控制你吃的食物种类或食物量？

（2）你吃东西的速度是否经常比一般人快？

（3）你是否经常吃过了头？

（4）你是否经常一个人吃饭，因为你不好意思让别人看到你吃东西的样子？

（5）你每次暴饮暴食结束之后，是否感觉厌恶、沮丧或极度罪恶感？

（6）你是否逼自己呕吐，以避免增加体重？特别是在暴饮暴食之后？

（7）你是否在没有医生处方的状况下，使用泻药、利尿剂、灌肠剂或其他药品以减少体重？

（8）你是否曾经进行禁食，尤其是在你觉得自己吃得太多之后？

（9）你是否在为了减轻体重而过度运动，尤其是在你觉得自己吃得太多之后？

（10）你的身材和体重，是否强烈影响到你的自我评价和自我认识？

（11）你是否坚持维持最低限度的合理体重（合理的体重和年纪、身高有关），多一点重量就受不了？

（12）你是否非常害怕自己体重增加或身体变胖？即使他人都说你体重过低，或你的体重比和你同样高、年纪一样大的男性的平均体重低，你还是怪自己胖？

（13）你是否吃得比一般人认为的正常食量少很多？例如，你是否限制自己每天只吃一餐，或是限制你食物中所含的热量，即使你已经非常饥饿也不愿吃东西？

（14）你对体重的关心，是否干扰到了你的生活？即使其他人并不觉得你的体重是个问题，你仍然觉得自己太胖？例如，你对身体重量的关心，是否影响到你的人际关系、社交生活、工作或学业？

（15）你是否有特殊的饮食要求，却因此而影响了你的正常活动，或你和其他人的关系？例如因为你的特殊饮食要求，你无法和其他人一起吃饭，或避免和其他人一起用餐？

（16）你是否有时候会因为食物问题，拒绝用餐邀约？

（17）你是否进行过减肥节食，让你的医生或朋友担心你的健康？

（18）你是否利用抽烟、药物或减肥药品，来控制你的体重？

（19）你是否曾经穿着某种服饰，即使那并不是恰当的穿着方式（例如穿宽大的衣服，可以遮掩身材）？或者，你不愿意穿某种服饰（例如短裤），因为你害怕自己会看起来太胖？

（20）你是否经常称体重或照镜子，因为你担心自己肥胖或体重过重？

如果对以上这些问题，你回答了许多次"是"，提示你需要参考正式的诊断标准或寻求专业人员的帮助，以进行诊断。

【本篇小结】

虽然我们根据各自的特征，将进食障碍的主要危险因素划分为三种，但若将我们所知的所有有关进食障碍的知识归纳到一起，就会发现没有任何一种因素可以单独地导致进食障碍。进食障碍患者可能有一些相同的认知、人格、情绪管理等个体层面的易感因素。在有进食障碍患者的家庭中，也有一些共同的家庭环境和父母特征。另外，我们也会看到，社会文化、媒体、商家、同伴群体等社会因素在进食障碍发病方面的危险性。实际上，我们可以把进食障碍的危险因素总结为：确切病因不明，致病因素多种多样——是由个体、家庭和社会三个主体共同影响，涉及生物、心理和社会三个维度的整合因素模型。见图3。

在几乎所有的病例中，受社会文化的影响而产生的变瘦的动力导致限制进食，通常会演变成严格的节食。虽然有许多人在进行严格的节食，可是只有很少人会发展成进食障碍，这就说明了单纯地节食并不会导致进食障碍。高收入的成功家庭是一个值得注意的重要致病因素。对于外表以及成功的过度重视以及完美主义的倾向

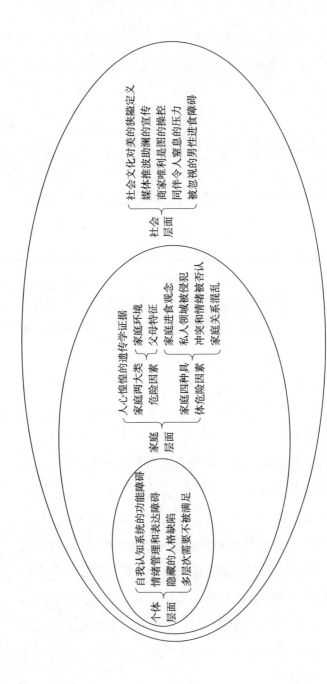

图 3　进食障碍危险因素整合模型

有助于建立起很强的意识，认为身体型象与本人的魅力以及成功息息相关，这种态度导致患者过分强调体型以及体重。特别是，当完美体型主义与自卑一起"发作"时，个体罹患进食障碍的危险又急剧增加了。

绝大多数厌食症患者在某一阶段会出现暴食和清除性行为，为什么少数进食障碍患者可以成功地通过限制饮食并使体重下降到令人警戒的程度，而绝大多数人的减轻体重计划并不能成功，并且陷入暴食–清除的循环之中？这种差异至少在开始时可能是由基因决定的，如由遗传决定的患者有更加容易变瘦的倾向。而且，患病之前就存在的某些认知和人格等特征，是决定一个人具体发展成哪一种进食障碍的重要因素。

进食障碍主要发生在青春期，与影响发育的诸因素密切相关。青春期时，女孩主要增加脂肪组织，而男孩主要增加肌肉组织。因为理想的形象是男子高而有肌肉，女子瘦得像未发育，所以身体的发育自然趋势使得男孩接近理想形象，而使女孩远离理想形象。也正因如此，女性进食障碍容易被识别，而很多男性进食障碍以肌肉为"屏障"，具有相当的隐蔽性，在生活中甚至在临床中易被忽略或漏诊。

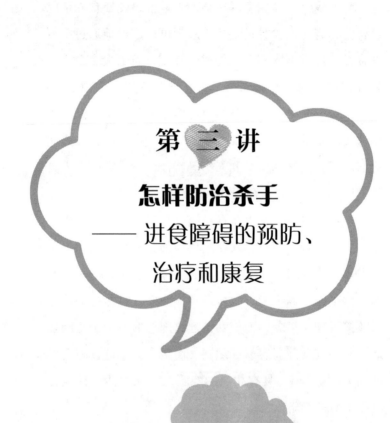

第三讲

怎样防治杀手
—— 进食障碍的预防、
治疗和康复

在前面两讲，我们跟大家一起探讨了进食障碍的杀手是谁，并着重介绍了杀手是如何长成的，所有这些前奏，都只为达到本部分标题所示的目的——战胜杀手，享受健康！

不过，这个杀手并不好对付：在所有精神类疾病中，进食障碍的致死率是最高的，约20%的慢性神经性厌食症患者最终以死亡而告终。死亡原因可能是心脏病发作、胃肠道大出血等并发症；另一种较为常见的死因则是自杀。

那么，如此可怕的杀手，究竟能不能制服呢？

答案是肯定的。若治疗得及时且正确，许多进食障碍患者是可以完全康复的。即使症状没有完全消失，只是部分痊愈，疾病所带来的痛苦也会大大减轻。

接下来，我们将探讨怎样去对抗进食障碍这个新型杀手，传授大家一些制胜的法宝。无论你是对杀手忧心忡忡的大众，正被杀手蹂躏的患者，还是一心想帮助患者却倍感有心无力的家人、老师、朋友，亦或是致力于提供医疗或心理咨询服务的专业人员，本讲都将带给你一些启示。

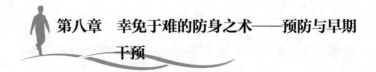

第八章 幸免于难的防身之术——预防与早期干预

预防科学（prevention science），是指在疾病或问题发生之前，使用科学和系统的手段，对问题的影响因素进行干预，以阻止问题的发生。预防科学，强调以预防疾病的发生来代替对疾病的治疗。这与我国传统的"预防胜于治疗"的观念相符，又与中医的"上医治未病"的境界相呼应。

一、预防——上医治未病

（一）预防科学的"早"和"广"

每一个疾病，每一种问题，都有一个发生发展的进程。预防科学就是将着眼点放在这个发展进程的初期，找到可能影响疾病发生和发展的各个因素，并针对这些因素设计出有效的防御手段。在问题发生之前，就予以避免，这不仅可以帮助人们减轻病痛的折磨，也可以大大地减轻社会的医疗负担。

预防科学的核心目的是提升公众健康和生活质量，因此，预防项目的对象通常是广大人民群众，包括正常的普罗大众，以及易感人群、高危群体。同时，预防科学也是一门跨学科的学问，由于影响疾病发生的因素通常都包含了生理、心理及社会文化等多个层面，因此预防科学同时涉及流行病学、临床医学、心理学、行为学、经济学及社会学等多个领域。

（二）进食障碍的预防——减少危险，增加保护

疾病或障碍的发生，是由多种因素制约的。其中某些因素会直接或间接地诱发疾病的形成，我们称之为危险因素（risk factors）；另一些因素则会预防或阻碍问题的形成，我们称之为保护因素（protective factors）。预防项目的核心就是要找到这些危险因素和保护因素，通过系统的方法，减少危险因素，增加保护因素，从而预防疾病的发生和发展。

那么，就进食障碍而言，导致进食障碍的原因是多元的，生理、心理及社会因素都在一定程度上影响着患者的病情。预防和治疗措施相应地也应该针对这些因素而设计和执行。预防进食障碍，就应该思考如何减少其危险因素，譬如对自我形象的不满、抑郁情绪、将自尊心建立在外形美丑上，等；另外，还应该增加保护性因素，比如规律的运动习惯、合理的自我认识、对身体功能的理解、学会欣赏自我的体型，等。

二、认识进食障碍的危险因素

进食障碍是由长期的行为模式，生理、心理状态，人

际交往，社会因素等原因共同作用而导致的身心异常情况。进食障碍早期表现可能仅仅与食物和对体重的过分关注有关，但患者们往往会继续用控制食物的方式来应付自己的负面情绪体验，而这种做法却会适得其反。譬如，节食、猛吃然后催吐，可能一开始只是患者想要以此来缓解自己的负性情绪，找到一种自我控制的感觉。然而最终，这些行为却会进一步伤害患者的生理和心理健康，降低其自尊心和自信心，削弱患者的自我控制感和成就感。

科学家和学者们对进食障碍的原因仍未得出明确的结论。但是多项研究已经发现，下列几个层面的因素都会直接或间接地诱发进食障碍的发生和发展。

（一）个人因素

（1）女性；青少年或成年早期；

（2）自尊心过强；

（3）缺乏对生活的控制感；

（4）抑郁、焦虑、愤怒、压力或孤独感；

（5）不会表达自己的情绪和感受；

（6）不良人际关系；

（7）脑部控制饥饿、食欲和消化的脑神经递质的不均衡。

（二）家庭因素

（1）有家族史：进食障碍、抑郁、酗酒、肥胖等；

（2）家庭成员沟通不足；

（3）父母对子女期望过高；

（4）家人对患者的不当鼓励；

（5）经常对子女行为不满，负性评价多；

（6）有虐待史。

（三）社会因素

（1）当代文化对"纸片女"或"肌肉男"的推崇，崇尚"完美身材"；

（2）对美丽的狭隘定义：只有特定的体重和体型才是美的；

（3）流行的文化价值观：人的外表和外形比内在的品质品德更重要；

（4）对肥胖群体的广泛歧视和偏见；

（5）曾经因为体重或体型受到同伴嘲笑或欺负。

三、认识进食障碍的保护因素

与危险因素相反，保护因素可以帮助降低进食障碍发生的可能性。对进食障碍保护因素的研究远不如危险因素多，不过还是有一些初步的发现。

（一）个人因素

（1）正面的自我形象认知；

（2）对媒体信息批判性的思考；

（3）情绪健康；

（4）学业成就感；

（5）有处理问题和应对压力的技巧；

（6）有主见和自我决策力；

（7）良好的社交能力，能够应对不同的社交角色转变。

（二）家庭因素

（1）家人不会过分强调体重和外形美丑；

（2）同家人一起规律地进餐；

（3）家庭关系和睦，彼此信任。

（三）社会文化因素

（1）所处的文化圈子对人们的各种外形和身材接受度高；

（2）有加入运动相关的团体或组织，不强调外形吸引或苗条；

（3）有良好的朋辈和社会支持关系，且大家都不会执着于外形。

四、让我们行动起来——如何预防

如上所述，预防项目的核心思想即是通过系统的方法，减少危险因素，增加保护因素，从而预防疾病的发生和发展。

（一）预防四步走

这一系统的方法，主要包含如下4个步骤。

（1）研究和调研，理解进食障碍发生的原因和历史进程，流行病学数据；找出问题的危险因素和保护因素；问题的发展和转归，等；

（2）基于人类行为学原理和行为改变的机制，设计预防和干预项目，改变人群和环境；

（3）设计临床试验，评估和测验项目的有效性；

（4）在实际操作过程中，记录和评估项目的可行性与效果。

（二）预防两类型

预防项目因目标群体的不同可分为两种：正常群体的预防和高危群体的预防。

1．正常群体的预防关注大众群体，即完全没有任何进食障碍症状的人群。事实上，这个群体也并未显示出任何可能发展成进食障碍的风险。这类项目的目标是提升公众的健康意识，了解进食障碍的发生和发展，在问题还未出现之前便将其扼杀在萌芽中。

2．高危群体的预防和早期干预，关注的是刚开始显现进食障碍征象的群体。例如，对自己身体意象非常不满的人群，青少年女性，等。他们还没有被诊断为进食障碍，项目的目标是阻止问题的恶化。高危群体的预防，因其针对性强，往往会起到比较显著的预防效果。

（三）预防六原则

在设计和实施预防项目的过程中，要注意以下几条重要原则。

1. 关注人的发展

个体在成长发展的不同阶段，都有着不同的发展特点和需求。例如，不同年龄段的人群面临着不同的生活压力、家庭结构、对自我的认识和对不同环境影响的感知，因此，进食障碍的危险因素和保护因素在不同时期也是不同的。再比如，在进食障碍发展的不同阶段，预防和干预项目的设计重点也要有所转变。预防项目不是一成不变的，而应是动态的、发展的。

2. 生态系统的视角

个体、家庭、学校、社区、社会政治文化走向、自然环境等都是互相依存的。从基因与生理过程的相关性，到社会关系的动态变化，再到社会情境、自然环境，这些无一不影响着人们的行为和疾病的发展与转归。只有通过不同层面的、系统式的方式，才能更好地理解这些因素的动态关系，以及其对人们行为和发展的影响。

3. 行为动机和转变的过程

预防和干预项目的目的是希望改变人的行为和环境

的影响，因此，预防项目必须了解人们行为的动机、目的、意义及导致问题发生改变的机制。

4．团队的合作

预防科学的本质是跨学科的。团队中不同领域的专家需要研究问题行为的原因，进行项目的设计和精确的执行以及政策的分析；科研人员进行取样、数据收集和分析等。

5．伦理要求

（1）预防项目应使目标弱势群体获益，避免造成伤害。

（2）预防项目团队应与参与者建立可信赖的关系。

（3）发展正确的、诚实的及可信的实证科学、教育和执行操作。

（4）平等地对待所有参与者，为所有人提供同等的服务。

（5）尊重人的权利、隐私、尊严。

6．科研和实证的结合

理论和科研的目的是了解行为的机制，发现影响因素与行为结果的关系，帮助设计科学有效的预防项目，验证假设，评估效果。而项目执行者了解目标群体的实际需求，并能够通过有效的途径满足其需求。因此以科学为依托的预防和干预项目，就是科学和实操的良好结合。为了达到促进健康和提高生活质量的共同目标，科学家和临床执行者需要齐心协力地将其理论与经验的成效最大化。科研必须来源于实践，而实践也必须基于科研。

五、致青少年——健康生活，从你我做起

（一）如何应对情绪性进食

通常来说，如果人们要寻找慰藉的话，很容易就会去找吃的。在那一刻，你会感觉很好。但是，当你吃了两三块巧克力蛋糕后，你会感觉比之前更糟糕。本应该是让你释放情绪的东西，却导致你陷入了一个恶性循环。情绪化进食并不能解决人们实际生活中的问题和情绪，反而会加剧人们情绪的不稳定性。要想从根源上避免情绪性进食，就要找到其他的情绪纾解渠道去替代吃东西的行为，在心理层面控制食欲。为此，我们建议：

1. 找出情绪性进食的原因

不管原因是什么，大吃一顿可能是一个暂时消除忧郁的好办法，然而事后总是会为这种行为感到内疚和痛苦。非饥饿时的进食是一种条件反应，它有可能消失也有可能再次发生。举例来说，你发现自己正处于情绪性进食的状态，为应对这一状况，你有必要确定引起你忧郁并导致你进食的时间、主题及氛围。你可能是因为天气而情绪低落，也可能是因为父母的电话给你带来了思绪的混乱，还有可能是因为工作上的麻烦或是朋友之间的不开心。

2．对不同的心情做出反应

一旦你确定了自己抑郁的原因，你就可以对你的心情做出其他不同的反应。或许你愿意给那些关心你的家人和朋友打个电话，或者你还可以在白天花上一点时间边喝茶或咖啡边欣赏落日，或许你还会发现散步和听音乐都会对你非常有帮助。关键的一点就是进食并非消除抑郁的最佳办法，尤其是当你控制体重的时候更是如此。除非你明白自己情绪性进食的原因，否则你不可能学会对它采取新的反应。当你想通过进食来使自己情绪高涨的时候，就要三思了。除了吃东西，你还有很多其他的选择，还有别的办法管理情绪，它们之中的一部分可能对消除抑郁有更持久的功效。孩子不高兴时，家长经常会给他们几块糖以作鼓励，等孩子长大了还会用甜食来对抗不良情绪，因为他们已经习惯这样做。

3．关注并释放自己的情绪

情绪消沉会对你的健康和长期的幸福产生严重影响。因此，要关注自己的情绪，关注它发生的时间和原因。如果你经常性地感到情绪低落或烦躁，你就需要从精神高度来寻找你的生活缺少了什么。如果你情绪消沉，你可以尝试把它当作你产生厌烦情绪的根源，想想能不能从中得到帮助。如果你是因为生活的无趣而感到厌烦，那你可以创造生活的乐趣。

直接认清、面对情绪能帮助我们从根源上消灭情绪问题。但生活中有很多情绪没有直接的解决办法，只能自行消化，等待情过境迁的平静。此时，通过分散注意力、寻求他人帮助、自我安抚这三个渠道，一样可以释放情绪，使身体平静和放松，远离情绪性进食。

• 分散注意力。情绪性进食最大的问题就是把吃当作发泄情绪的首选、单一渠道。分散注意力就是让你把释放情绪的方法从吃上分离开来，关键是做些与吃无关的事，刺激和改善情绪，减少进食欲望。这些事情应该是能让你全神贯注的、快乐的、远离食物的活动，比如画画、唱歌、跳操、游泳、购物等。但要注意活动的多样化，以免解决了情绪性进食后，又养出别的情绪性问题。

• 寻求他人帮助。寻求他人帮助实际上是最好的宽慰方法，没有什么比直接的交流更能纾解情绪，但要注意：靠谱的朋友最重要，如果你的挚友也存在情绪性进食行为，那在这个时候最好不要联系她。一个想法正面、生活健康的朋友，能给你更加积极的引导和帮助。释放情绪不代表无话不谈，有些负面情绪并不适合在朋友面前说出来，此时不要纠结于事情的细枝末节，直接将这些情绪释放掉，让它不能影响生活就好。不妨明确地告诉朋友：现在心情不好，急需帮助，贴心好友自然知道该怎么做。

• 自我安抚。学习一些安抚压力和情绪的技巧，对节制情绪性进食也很有帮助。比如学会在没有食物辅助的情况下，通过自我按摩、运动放松，缓解压力下的情绪性进食欲望；通过类似"照照镜子你还吃得下去吗"的减肥口号，缓解兴奋状态下的情绪性进食欲望等。

4. 与食物建立正确的关系

食物应该被享受和赞美，而不是发泄负面情绪的工具。如果你控制不住自己的食欲，那么可能需要重新与食物建立正确的关系。

• 固定你吃饭的地方。情绪性进食最常在家里发生，因为在家里，我们可以在书桌前、沙发上甚至床上吃东西，这让食物变得不仅仅是食物。所以，在家里，一定要选定吃东西的地方，最好是餐厅，如果没有，那也可以是书桌，但是吃东西的时候不要开电脑。这么做，是为了让进食这件事只与少数一两个地方联系在一起，而非走到哪里都让你有食欲。

• 用整套精致的餐具。千万不要因为是自己一个人吃饭便就着煮面的锅在茶几上对付，也不要为了少洗一个碗便把菜直接盖在饭上。汤碗、盘子、饭碗、汤勺、筷子，只要需要的就一样也不能少，另外再铺上一条漂亮的餐巾。这会让你更加注意到进食这件事情，甚至对食物产生一些尊敬，而不是像以往那样无意识地进食。

• 尽量用小一点的盘子。每餐可以多准备几样菜，但是每份的份量不能多，所以可以预备一些小巧精致的碗碟。我们在吃面或者吃炒饭的时候总是容易吃太多，因为食物只有一样，所以我们会惯性地一直往嘴里送，而且心理上也不容易得到满足。如果少量多样的话，虽然总量加起来不多，但却让人感到食物非常丰富充足。

• 戒除边吃边做的行为。习惯了看电视或者上网的时候吃零食，突然手边少了一个装零食的碗让人难以接受。所以，不妨先停止这些你一定需要零食陪伴的行为。用其他事情来打发时间，例如运动、画画、十字绣、做家务、组装模型等，反正只要是两只手并用的事情就好。

5. 满足自己的精神需求

在生活中我们会遇到各种各样的问题。花一些时间来考虑下面的问题：什么能引导我们度过艰难的时刻？什么能够促使我们不懈地努力？在我们的人生道路上又如何不断地超越自己？这些问题的思考对你非常重要。你的宗教信仰需要不断地滋长，你的心智需要不断地接受挑战，你的世界观也需要不断地更新。花点时间来考虑自己精神方面的问题，这将对你思想的平和大有裨益。最重要的是，你要了解爱是生活给予你的礼物。包括你在内的每个人都有可能会遭遇困难，但你要对快乐、爱以及美妙的人生时刻充满希望，不要因担心而变得沮丧。不要紧张，从容地享受生活给你带来的爱，接受生活赋予你的挑战。

（二）如何提升内在自我

一个外表光鲜但内在空虚的人，顶多让对方"一见钟情"，但随后就会"因了解而分开"。反观，一个外表虽不亮眼但内在丰富的人，会因为逐渐地了解而让人觉得越来越有吸引力。到底为什么你或我会认为这个人美，而另一个人不美呢？答案可能隐藏在我们的大脑里。刚认识彼此的男女，受到脑干所分泌的苯乙胺醇和另一种大脑化学分泌物——多巴胺的影响，让他们容易被五官对称、体态匀称、健康、年轻的对象所吸引。有趣的是，随着相识时间的增加，吸引对方的因素会逐渐使人"日久生情"。

已故美国总统林肯曾说过：一个人四十岁以后就要为自己的长相负责。意思就是提醒切勿过分重视天生的外在面容，即使你天生没有一副傲人的身材或面貌，但只要努力地修养我们的学识、真诚地对人、努力地做事情，本身的自我形象自然会越来越正向，自尊以及自信也都会随着提高。这时候，品味也提高了，自然在外表的穿着打扮上，也将展示出独特的品位，吸引更多欣赏者的眼光，可以说是一种"善"的循环。

自尊的魔力

有个人本来非常邋遢，不仅房子里头脏乱不堪，连自己身上的衣着都很不修边幅。有一天，别人送给他一束花，他将花带回家后，却发现花瓶早已沾满灰尘，于是他马上将花瓶洗干净后将花束插上。接着想要找个地方放花瓶，却发现桌子上满是杂物，根本放不下花瓶，于是又将桌子整理干净。这时他很满意地看着花，却发现客厅里其他角落仍是非常脏乱，和干净整齐的桌子与美丽的花非常不搭调，于是他花了很大的力气将客厅收拾干净。等他回过神后，整间房子已经焕然一新了。这时他看看镜子中的自己，发现邋遢的自己跟这间整洁房子不配，于是彻底地清洗自己后，换上最合身的衣服。此时，他不仅改变了外在的环境与穿着，更重要的是他的内在变得更有自信与自尊。

（三）如何正确地接收媒体信息

当今审美趋势对于"瘦"的追求以及"瘦就是美"的理念，已深深植入每一个人心中。媒体中广为传播的关于体重和身材的信息也影响着我们每个人看待和对待自己身体的方式。对于身心尚未发展成熟的青少年们，要学会从媒体的信息轰炸中接受正确的合理的部分，学会保护自己。媒体对于"美"和"成功"的狭隘定义并不一定是通用的，更不一定是适合自己的，青少年们要学会批判性地分析这些信息。

（1）所有的媒体形象和信息都是由某种特定目的精心塑造而成，它们并不能真实地反映现实。

（2）广告的目的只有一个：说服你购买或支持某一

个产品。

（3）要说服你买一个特定的产品，广告商通常会描述一个看似很真实的故事，让你感同身受。记住，你看到的只是广告商希望你看到的。

（4）怎样解读媒体的信息，是我们自己可以控制的。在看到一个广告时，我们要先去思考，广告商的目的是什么，他们希望我们去相信什么，然后再去选择我们是否要相信这个信息。学会独立思考和批判性思考，可以帮助我们抵抗外界因素的负面影响。

（5）和你的伙伴讨论媒体对"美"的定义和传播，谈谈这种信息对你们有什么影响。问问你自己，你是不是也会用传媒中的苛刻标准来评判自己，评判你的同学、朋友或他人。

六、致家长——进食障碍早知道

（一）进食障碍的理解误区

即使是治疗进食障碍的专家，也常常会感受到进食障碍这一疾病是多么的复杂和令人困惑。围绕着这一疾病，人们有诸多误解和迷思，有的人往往不把进食障碍当作是严肃的问题来对待。很多患者也表示，对进食障碍的固有偏见和误解往往会妨碍患者去及时求医以及得到合适的治疗。接下来，我们总结了最常见的关于进食障碍的误解。

1. 进食障碍是个人的选择，我只需要告诉我的孩子快点振作起来

进食障碍是一个复杂的医学和精神病学问题，并不是患者自己的选择。美国精神病协会在最新的诊断标准DSM-5中将进食障碍分为5类：神经性厌食、神经性贪食、暴食症、逃避型进食障碍和其他进食障碍。因此，导致进食障碍的原因是多元的。科学家和临床专家指出，进食障碍是基因和环境共同作用导致的，是一种生理-社会文化疾病。社会环境因素，比如媒体对苗条身材的吹捧，就是一个典型的会增加进食障碍发生率的危险因素。其他的因素还包括身体的疾病、童年时期被霸凌的经历以及一些生活压力。最早记录在案的进食障碍与宗教性的节食有关。基因遗传学研究发现，进食障碍有家族性，有先天生理倾向的个体更可能发展为进食障碍患者。此外，进食障碍通常也与抑郁症、焦虑症、社交恐惧及强迫症同时出现。

2. 是不是我做了什么才导致我的孩子得了这个病

进食障碍患者的家长尤其是妈妈，常常是被责怪的对象。然而，个体罹患进食障碍与家长的关系并没有大家想象中那么密切。如上文提到，进食障碍的成因是基因和环境的共同作用，每个患者的情况都不一样，也没有任何一种预防方法可以保证不会发病。但是家长可以做的是，为患者提供一个有利于康复的家庭环境。心理学家指出，有家长参与治疗时，孩子和青少年的康复周

期会加快。

3．我并没有发现我的孩子有进食障碍的行为，所以我无须担心

许多进食障碍患者会用各种方法掩饰自己的症状和病情。他们或者是出于羞愧，或者只是不想别人阻止他们的行为。所以往往当患者被发现的时候，他们的进食障碍症状已经比较严重和泛化了。如果你察觉到了孩子的特殊情况，请表达你的关心，并鼓励孩子寻求帮助。

4．我的孩子还没有准备好要去治疗和康复，所以我什么也做不了

一些进食障碍患者并未意识到他们病了，或者他们并未意识到病情有多严重。有些患者可能很想停止自己的行为，但是却因为羞愧、害怕等不敢求助。治疗并不需要等到一切条件都成熟，一旦你发现了问题，请尽快开始治疗。早期干预与更好的康复效果是息息相关的。

5．如果我的孩子坚持说他们没事，我应该相信他们

进食障碍患者的一个主要特征就是自我认知不清晰，他们可能无法意识到自己存在的问题，往往坚持认为自己一切都好，但其实症状已经很明显了。因此，请及时就医。

6．只要我的孩子没有特别消瘦和虚弱，他们就还没生病

多数进食障碍患者并没有消瘦的问题。尽管大众传媒描绘的典型进食障碍患者的形象是极度消瘦，但我们不能仅通过外表体型来判断一个人是否是进食障碍患者。很多患者也会因为自己还没有消瘦而觉得自己问题并不严重，故而不去就医；暴食症、神经性贪食症患者，也并未存在严重消瘦这一症状。所以，记住不要通过体重来判断病情，厌食症患者体重增加或暴食症患者体重减少，都不意味着他们已经康复了。

7. 既然进食障碍与遗传和生物学因素有关，那我的孩子其实就很难康复了

生物学因素并不是决定性因素，每个患者都有康复的希望。生物学因素的确对进食障碍的发病有影响：有发病倾向的个体，在面对压力和负担时，进食障碍的症状的确是容易复发的。但是仍然有很多方法可以应对这种倾向，患者要学会控制自己的情绪，改变自己的认知，从而防止不良行为的重复。

8. 我只有一个儿子，所以我不需要担心他发生这类问题，因为进食障碍是"女孩子的病"

进食障碍可能会影响任何人，这是无关性别的。尽管通常而言，女性的发病率更高，但研究者和临床医生也发现了越来越多的男性患者前来求助。美国疾控中心在2007年的研究发现，约1/3的进食障碍患者是男性。由于一般医生、亲友等并不会联想到男性发生进食障碍的情况，所以男性患者往往会出现被延迟诊断的情况，在确诊时病情已经较为严重。男性患者的进食障碍症状与女性略有不同，他们可能更注重如何增加肌肉，而不是

减肥，他们也会存在滥用通便剂和类固醇等问题。

9. 我的孩子还很小，不会有进食障碍

进食障碍可能在任何年龄发生。关于儿童进食障碍的报告近年来有增多的趋势，最小有5~6岁儿童的案例。许多进食障碍患者也表示，他们的想法和行为其实在确诊前更早的时候就已经开始了。儿童时期的挑食情况可能与进食障碍相关，但还未发现必然的联系。

10. 我儿子已经得了神经性贪食症，他就不会再得其他类型的进食障碍了

多数患者在完全康复之前都会发生不止一种类型的进食障碍。约有一半的厌食症患者后期会发展为神经性贪食。一些患者同时存在厌食与贪食症状，时常暴饮暴食然后呕吐。这些症状都会有致命的后果。

11. 我女儿是神经性厌食症患者，只要她恢复了体重，她就没事了

体重和营养重建仅仅是康复过程的第一步。一旦患者的体重恢复到了正常范围，他们便可以更加投入于心理治疗，学会控制情绪和行为，以防止进食障碍行为的复发。要明白，体重恢复并不等于疾病的痊愈。

（二）发现孩子的早期征象

进食障碍患者在发病初期，往往有一些情绪、行为和身体上的异常表现。父母应该了解下列这些表现，如若发现子女出现相似的问题，请及时与孩子沟通，适时

地寻求帮助。

1. 早期情绪征象

- 非常害怕体重会增加；

- 负面的和扭曲的自我形象认知；

- 自尊、自信和自我价值都建立在外形和体重上；

- 对大范围的体重减轻表现的毫不在意；

- 社交回避；

- 情感淡漠；

- 易激惹；

- 强烈的情绪波动；

- 有强迫性的行为规则，如果这些规则被打破，会很焦虑。

2. 早期行为征象

- 总是照镜子，找自己的缺点；

- 不喜欢和别人一起吃饭，也不喜欢在公众场合吃饭；

- 对食物非常在意；

- 食量非常少或拒绝进食；

- 储存食物或将食物藏起来；

- 偷偷进食；

- 用餐之后就消失，常常躲进厕所；

- 不寻常的进食行为：把食物弄成很小块才吃，每一口咀嚼很多下，吃饭非常慢；

- 喜欢尝试流行的节食方法。例如完全不吃糖分，不吃淀粉，不吃奶制品，素食主义，等；

- 只吃"安全的"或"健康的"食物；

- 找各种借口不吃饭；

- 为其他人做很精致的饭菜，但是自己几乎不吃；

- 穿很宽大的衣服以掩盖自己的消瘦；

- 过动，停不下来；

- 过度地锻炼身体；

- 即使生病了或受伤了，还是要运动；或者运动的目的仅是为了燃烧卡路里；

- 此外，进食障碍的患者也有可能同时存在情绪障碍、焦虑症、滥用药物、自残甚至自杀的倾向和行为。

3. 早期生理征象

- 明显的体重增加或减少；

- 胃痉挛、便秘、胃酸反流等胃肠道并发症；

- 女性经期不稳定——停经或只有服用药物时才有经期；

- 注意力不集中；

- 生理指标异常——贫血，甲状腺素低下，缺钾，血红细胞计数低，心率减慢等；

- 头晕或晕厥；

- 总是发冷；

- 睡眠问题；

- 手指关节有伤口或茧（长期催吐的后果）；

- 口腔问题，如牙釉质侵蚀，蛀牙，牙齿敏感等；

- 皮肤干燥；

- 指甲干燥易断；

- 扁桃体肿大；

- 头发细软，干燥，易断；

- 肌肉无力；

- 肤色发黄；

- 手脚冰冷，易出汗；

- 伤口愈合慢；

- 免疫系统紊乱。

（三）与孩子谈一谈"进食障碍"

朋友和家人通常是鼓励进食障碍患者寻求帮助的关键。有的进食障碍患者并未意识到自己的问题，有的人是害怕或羞于寻求帮助，或者有的人不知道是不是应该停止自己异常的饮食行为，无论哪种情况，许多患者都表示，寻求专业帮助是一件很困难的事。这种情况下，家庭和朋友的角色就变得十分重要了。他们可以在早期发现患者存在的症状，并积极地鼓励他们寻求帮助。

讨论进食障碍并不总是容易的，特别是和亲近的人。然而，许多已经康复的患者表示，家庭和朋友的支持对他们的康复而言是至关重要的。

1. 选一个私密的时间和地点交谈

没有人想在一群人面前分析个人隐私问题，所以请选择一个合适的时间和地点，确保你们可以安静地讨论问题，不会被其他人打扰。

2．句子中加入"我"

提出你亲自观察到的行为，如"我注意到你没有和我们一起吃晚餐"或者"最近你经常去健身房，我有点担心。"注意避免指责的语气（"你怎么不吃东西！你的锻炼太多了！"），否则会使孩子感觉到反感和防御。相反，坚持指出你所观察到的。如果可以的话，也可以同时聊一聊与食物和体重无关的事，这样可能会让孩子更容易接受。

3．演练你想说的话

这可能有助于减轻你的焦虑，并明确你想说什么。或者把主要观点写下来，可能也会有帮助。

4．坚持事实

关注子女的进食障碍问题可能会给你带来很多情绪，请一定注意避免太情绪化。相反，谈论行为和变化，谈论你已经观察到的部分，冷静地指出来，为什么你会关注到这些问题（"我上次看到你在用餐之后去了洗手间，我有点担心，你是不是在催吐？"）。

5．消除潜在的固有偏见

提醒你的孩子，有进食障碍或其他精神健康问题，并不是可耻的。很多人都曾被诊断出这些问题，并且大部分最终都能康复。

6．避免过分简单化的解决方案

单纯地告诉你的孩子"不要节食"或"吃多点"是没有帮助的，患者反而会感到沮丧、防御和误解。

7. 鼓励他们寻求专业帮助

许多进食障碍患者需要专业人士的指导才能获得更好的帮助。如果他们没有医生可看或拒绝看医生，那么可以推荐他们参加一些关于进食障碍的讨论会或分享会。得到及时、有效的治疗能显著增加一个人康复的机会。

8. 做好被拒绝的准备

一些进食障碍患者很高兴有人注意到他们正在苦苦挣扎，当然也有一些患者有不同的回应。一些人可能会生气或是充满敌意，坚持他自己没有任何问题。有的可能会说服你这个情况并不严重，要你不要担心他。这些反应都是正常的。重申你的顾虑，让他们知道你的关心，并把谈话继续下去。

9. 即使你觉得交谈的效果并不好，也不要绝望

你表达了你的关心，让他们知道你在担心着他们。设想你种下了一颗种子，这种子可能不会立即生根发芽，但随着时间的推移，朋友和家人的关心可以帮助他们走向康复。

七、致教育者——早发现、早沟通

（一）发现你的"高危学生"

接下来，我们总结了进食障碍高危学生的一些要点，但是在阅读要点之前，请先读完下面的内容：这些要点不一定是某一种进食障碍的确切症状或体征——只

有专业人士才能作出诊断。如，在青少年时期，年轻人经常会经历身高和体重的突然变化。例如，从11~14岁，女孩体重平均会增加16~18公斤，这是很正常的。一个女孩或男孩在长高之前发胖，可能会看起来比较丰满臃肿，而如果长得很高但体重还没开始增加，则可能会看起来很瘦。又如，虽然许多进食障碍患者是完美主义者，看起来是个"完美"的学生，但也不是每个人都是这样。还要了解的是，完美主义的学生若不能达到自己设立的高标准，他们可能会选择不去尝试。

1. 早期情绪征象

• 态度或日常表现的转变；

• 表达对自己身体型象的不满：觉得自己太胖但其实是正常的甚至是偏瘦的；无法接受称赞；因为执着于外形问题而使情绪受到影响；不断比较自己和别人；自我贬低；认为自己胖、恶心或丑；努力创造一个"完美"的形象；不停地向外界寻求对自己外表的认可；

• 不停地谈论食物、体重、体型、运动、烹饪等；

• 对食物、饮食、运动有严格的或强迫性的思考：将食物分为好的/坏的；不愿意分享食物；没有明确原因的偏执的饮食选择；

• 看来伤心/抑郁/焦虑/羞愧/尴尬/表现出自卑感；

• 情绪情感淡漠；

• 不能容忍在学业、饮食、社会生活等方面的不完善；

• 曾经或正在因为自己的体重或身形而遭到欺负；

- 花越来越多的时间独处；不愿同朋友在一起；
- 痴迷于保持不健康的饮食习惯，以增强自己在体育、舞蹈、表演或模特方面的表现；
- 过于相信自己；不愿意寻求帮助；
- 不愿意承认最近的变化。

2. 早期生理征象

- 在短时间内的突然减重，增重或体重波动；
- 腹部疼痛；
- 感觉饱了或很"胀"；
- 感觉虚弱、寒冷或疲劳；
- 黑眼圈或充血的眼睛/眼睛周围毛细血管破裂；
- 手指关节有茧（催吐引起的）；
- 干燥的头发或皮肤，脱水，手/脚冰冷；
- 昏厥或站立时眩晕；频繁的疲劳；
- 细软、干燥的头发。

3. 早期行为征象

- 节食或奇怪的食物选择；假装吃然后扔掉；不吃饭；
- 坚持严格的饮食规则或严格的节食，但并无医疗或宗教的理由；
- 长时间的锻炼以及强迫的态度；每一天都过度地运动（一天都不能错过）；
- 不断地谈论食物；不愿意分享食物；储存食物；不吃别人准备的食物或不知道确切成分的食品；

• 静坐困难：悬着而不是坐在椅子上，不断地摇晃双腿，一有机会就站起来，喜欢帮人家跑腿；

• 经常去洗手间；

• 列出食物和卡路里的清单；

• 穿着很宽松的衣服来隐藏自己非常瘦弱的身体（厌食症）或体重增加（暴食症），或者只是因为觉得自己身形或身材不好；

• 不去咖啡厅，不吃午餐，单独进餐；

• 表现出了某种类型的强迫行为（例如，强迫洗手；囤积；重复的动作/讲话；需要不断的确认事情）；

• 尽管知道自己应该关注饮食或行为的问题，但却拒绝这么做。

（二）学校和家庭的沟通

进食障碍患者的父母常常会表达他们对学校的不满，他们认为与学校的老师、教练或行政人员的沟通是不足的。从父母的角度看，"我的孩子是在学校上学的，比起在家里，他们每天更多醒着的时间是在学校。为什么学校工作人员没有注意到有什么问题？为什么他们不联系我们，告诉我们他们的想法？"

从老师的角度看，他们认为他们已经表达了，"进食障碍是很难被发现的，特别是许多孩子可能会长时间掩盖问题。此外，通常情况下，一个老师一天里看到学生的时间只有一个小时左右，而一个班级里同时存在很多孩子。因此，没有任何一所学校的工作人员会长时间地观察孩子，往往也很难发现孩子的具体变化。"

重要的是，规则不同的学校和地区，保密性和沟通的规定也是不同的。一些学校可能会严格地规定教师和工作人员要如何谨慎地处理观察到的问题；而在许多地区教师可以直接联系家长，无论是直接关系到学习成绩还是其他行为，教师都可以和家长沟通。教师还可以直接与学生一起解决问题。

家长可以要求教师不向学生透露某些问题，学生也可以要求教师不要联系他们的父母。但需要注意的是，进食障碍可能有严重的甚至致命的后果。因此，父母和老师都必须先将学生的身心健康摆在第一位，然后再去决定一些信息是不是应该共享。

（三）与家长或监护人沟通的技巧

1. 在与家庭对接之前

• 考虑家庭的特点，注意有些父母/家庭是难以开放地讨论问题的。

• 与父母沟通前，礼貌地询问一个方便交谈的时间，然后安排一次谈话。

• 你的学生可能很抗拒这种对话，要和学生沟通并保证，与家人交谈是因为你关心他/她的健康。

• 做好准备，家庭可能会否认孩子存在潜在的心理健康问题。

• 如果父母不想接受或提供帮助，但学生是希望获得支持的，私下里问他/她需要什么类型的支持，是否是你可以在学校提供的（如，在一个安静的地方吃午饭，有人说话，等）。

2. 当你与家人交流的时候

• 表达共情和支持。倾听家人的发言，不打断，不作判断，不作出声明或承诺。

• 建立和保持一个积极的、开放的、支持的关系。注意，父母可能会感到内疚、自责，或在某种程度上认为自己该对孩子的饮食问题负责。

• 首先告诉父母/家庭，你很关心学生的情况，并描述你观察到了学生怎样的问题行为。不要解释那个行为可能意味着什么，只陈述事实上观察到的行为。

• 不要给建议或下诊断。

• 保持冷静，专注于谈话的目的：鼓励家庭帮助他们的子女解决问题，提高其学习成绩和生活质量。

• 鼓励家庭寻找外部机构的支持，并提供可用的资源。

• 若谈话不顺利，不要坚持谈下去，这可能会损害未来的沟通。

3. 若沟通不畅，如何结束对话

• 表明你能够体会到这个问题不好谈。

• 向家长说明，不跟你聊这个问题是没有关系的，但是希望他们能够和其他人聊聊，比如其他的老师、心理咨询师或者医生。

- 重申一下学校对这个学生的担忧。

- 让他们知道你近期还会和他们沟通，若他们想要对话，你随时都为他们开放。

4. 学校能做些什么

- 如果合适的话，让学生与他/她的父母和家庭对话。

- 如果一个学生要求不能通知家长，请考虑一下你能做什么和你愿意承担什么责任。

- 如果父母否认有这种问题，而你却觉得这个学生正处于危机中，考虑你能采取什么行动。

- 指定家庭在学校的联系人，使家庭有机会发展与学校工作人员的支持关系。学校的心理咨询师、辅导员或班主任等一般是最适合与父母沟通的人。

- 明确学校可以提供的支持和提供的服务。

- 跟进口头对话，书面总结谈话的内容以及下一步应该如何做，给家长发一份总结，以确保你们达成了共识。

- 在既定的时间范围内跟进家庭的执行情况。

- 如果饮食这个话题很敏感，那么可以关注学生的总体健康，而不是关注进食障碍问题。

- 问家庭成员什么样的支持是对他们有益的。这可能会为你提供有用的信息，也可以促进双方的信任感和安全感。

- 试着一起探讨和决定下一步应该做什么。

第九章　反败为胜——进食障碍的治疗

　　我们可以把进食障碍比喻成一个病毒，这个病毒有它自己独一无二的"代码"，比如"最重要的事情是瘦下来""体重增加意味着失败"等意识会植入大脑，渐渐变得难以清除。随着病情的进一步发展，这个病毒就可能完全控制大局，让患者产生一种"清除病毒，就如同格式化整个系统"的感觉。所以，进食障碍的治疗可以说相对曲折而艰难，有可能在起步阶段，"病毒"就开始快速复制扩张，导致患者的脑中只剩下"无论如何不能胖"的想法。那么该怎样才能做到既杀死病毒，又保留住大脑本来的系统呢？

一、清除"病毒"般的杀手

　　对于从未接触过进食障碍的普通大众，我们可以做到的是增加对它的理性认知，在自己的大脑系统里加入识别程序并加以拦截，一旦遇上，就能拒绝它的造访。而如果"病毒"已经入侵，以下是清除它的几个必要步骤。

　　一是求助"防护专家"，包括从事进食障碍治疗的专业人士和那些已从疾病中走出来的康复者。专业人士对"病毒"有深刻的了解和认识，而康复者们都曾经饱受它所带来的痛苦。在"病毒"入侵的初期阶段，往往我们自身的系统刚刚识别到它的存在，却苦于无法应对、清除，此时求助身边的"防护专家"，他们丰富的知识和经验可以让我们在与"病毒"斗争的过程中达到事半功倍的效果。

二是建立支持系统，包括家人、朋友、师长、病友，当然也包括上述提到的专家们。"病毒"入侵身体时，会带来生理和心理上的双重负面影响，仅靠自己是很难走出来的。此时，身边亲近的人们、曾经或正在与"病毒"斗争的病友所带来的情感和疾病认知上的正面能量对我们大有裨益。

三是认清病毒的代码，同时增强"主系统"的功能。"认清病毒代码"指的是设法找出进食障碍在患者价值观中植入的各类不合理的观念，包括"瘦很重要""体重增长是不可接受的"等；增强"主系统"的功能指的是找出真正属于自己的价值观，对自我、对人生进行深入的思考，例如"我是一个什么样的人""我想成为怎样的人""生活中究竟什么事情对我最重要"等。当患者开始这么做时，他们会发现进食障碍曾经把"主系统"压到了意识的最底层，而现在要做的就是慢慢地、一点一点地挖掘甚至重建。上述过程应该在专家的指导下完成。

这个过程十分艰苦，但也十分必要。为了保证正确的方向，一定要与自己的"支持系统"一起与"病毒"

斗争。只要坚持，就一定能将进食障碍驱赶出自己的生活。

（一）进食障碍的治疗包含什么？

充足适当的营养，减低锻炼强度，停止"净化行为"是治疗进食障碍的三个核心目的。心理治疗和药物治疗对许多进食障碍患者都有效。然而，在更为慢性的情况下，具体的治疗方法尚未确定。治疗计划通常有很强的个体针对性，可以包括以下的一个或多个：①心理治疗：个人、团体及家庭治疗；②医疗监护；③营养咨询；④药物。

一旦进入治疗的过程，成功的治疗往往需要的是跨学科的团队合作，这个团队包括了心理学家、精神科医生、内科医生、营养师及社会工作者等。治疗必须解决进食障碍患者的生理和心理问题，以及人际关系和文化影响。营养咨询也是必要的，包括给患者和家人进行基础的营养教育，让他们知道哪些营养元素是缺乏的，是需要补充的，并给患者制定合理的膳食计划。

许多进食障碍患者会选择门诊治疗和随访，包括个人、团体式的心理治疗，家庭治疗及医疗支持。以家庭为基础的治疗也被证实为一个很好的方法。体重、心脏与代谢状况是决定采用何种治疗方式的最重要参考因子，一旦患者体重低于理想体重下限的85%，疾病对生命构成威胁，或进食障碍引起严重的心理行为问题时，住院治疗就是必要的了。

住院的最佳时机是在生理系统出现严重问题之前，而不是在生命迹象有了明显异常时。同时，也应以精神和行为状态来考虑住院的必要性，如患者进食量骤减或体重迅速下降时，即使正在接受门诊治疗，也应当考虑住院；另外，若伴有精神症状，也需要考虑住院。

一般来说，青少年的复原机会比成人高，越年轻治疗效果越好；但是很多患者的治疗效果有限，需要长期地监控、治疗和随访。

进食障碍的几个分型中，神经性厌食症患者往往特别难以治疗，因为他们非常惧怕体重增加，特别担心失控感，经常拒绝所有的营养重建计划。因此，为了道德上的考虑，常会强制患者住院。虽然男性与女性遭遇的身体问题是类似的，但是一开始的治疗仍需考虑性别和社会文化的差异及影响；目前缺乏专门针对男性厌食者治疗的机构或治疗团队，一般而言，男性对治疗效果的期待较高。

总的来说，对进食障碍最有效、最持久的治疗方法是某一形式的心理治疗，加上药物治疗和营养补充。理想情况下，无论治疗方法是什么，都应该针对个体的需求来制定方案。患者的病情严重程度、患者的个人问题、家庭问题、特定的需要和自身的优势等，都是应该考虑到的。下面，我们就分别来了解一下进食障碍的心理治疗和药物治疗。

（二）进食障碍的心理治疗

心病还需心药医，单纯的医学处理没有出路。

进食障碍患者李冰，严重低钾，心律不齐，最严重的时候心跳每分钟只有40次，生命岌岌可危。住院虽然让李冰的身体暂时得到了恢复，可是没过多久，同样的事情又发生了。医生建议妈妈带孩子去看心理医生。"为什么要看心理医生？"在李冰的妈妈看来，这就等于羞耻地承认孩子有精神病，妈妈代表自己和孩子拒绝了医生的建议。

厌食症孩子生命能量虚弱，必须接受专业的治疗。经常听到患者的父母说，"她的病毁了我们一家。为了孩子的治疗，我们花完了所有积蓄，现在可供变卖的只有房子了……"但最大的困难并非经济上的，而是全家人对进食障碍的认知，妨碍了孩子接受真正有效的治疗。

1. 只有心理治疗才能治本

大多数厌食症患者最初都不会考虑来精神科就诊。有些患者会在各大医院辗转很多年，有的家庭会为孩子治病花上十几万，甚至卖房卖地。家长下决心把孩子送到精神科就诊需要很长时间的挣扎，甚至妈妈决定了，一家人都会和妈妈打架，而孩子更是不会告诉父母她是故意不吃饭的。她宁可到消化科做无数次令人难以忍受的胃镜，宁可把胃切除了，也不愿意接受自己有心理问题的事实。

专家表示，单纯的医学处理对于治疗进食障碍没有出路。帮助患者增加体重，只是治标，而非治本。进食障碍是一种精神失调，因此，只有处理症状表面之下的心理问题，患者才有可能彻底康复。这包括协助患者理解进食障碍，促进患者培育自主性及自我责任感。对于进食障碍患者及其家人，意识到这是心理问题，能够接受正规的治疗，问题已经解决了一半。

2. 需引入家庭治疗——解铃还需系铃人

"但仅对患有进食障碍的孩子进行心理治疗还不够，必须将整个家庭引入。"专家称，一个孩子得了厌食症，往往整个家庭都被孩子的厌食症紧紧锁住，动弹不得。如果你不用家庭治疗的方法，你根本看不到厌食症的孩子怎么影响到家里所有人。作为心理治疗的一部分，探索患者的个人经验、家庭关系、情感和困难，有助于患者将自己的整个生活与进食问题联系起来，并看到其进食障碍背后的含义。对于儿童及青少年来说，加入家庭治疗应该成为常规疗法。

3. 恰当选择适合你的心理疗法

当你或你的子女选择一位心理治疗师的时候，最重要的一个考量便是提供的治疗方法。不同的治疗方法对不同的人有不同的作用，可能对有些人有用，对其他人则作用不大。减少异常的饮食行为通常被认为是治疗的第一个目标。目前有科学实证证据支持的治疗方法如下：

（1）以家庭为基础的治疗（family based therapy, FBT）：也被称为莫兹利法（Maudsley Method），这是一个以家庭为基础的治疗方法，现已被证实对神经性厌食和神经性贪食的青少年有效。FBT不注重进食障碍的原因，而是专注于鼓励重新进食及体重恢复，进而促进康复进程。所有家庭成员都被认为是治疗的一个重要组成部分，治疗包括重新建立健康饮食，恢复体重和中断代偿行为；让青少年重新感受到对饮食的控制感，然后专注于处理剩余的问题。

（2）认知行为疗法（cognitive behavioral therapy, CBT）：一个相对短期的，以症状为导向的治疗方法，强调价值观和异常饮食行为的认知过程。进食障碍患者对体重、体型和外观有着扭曲的信念和态度，正是这些信念造成了异常行为的持续。CBT的主要目的就是调整这些扭曲的信念。

（3）人际关系疗法（interpersonal psychotherapy, IPT）：这是一个短期的个体心理治疗。它的前提是，人际交往困难导致进食障碍症状的发生和维持，而解决人际关系问题将促进康复。它主要被应用于神经性贪食症和暴食症患者的治疗，注重人际交往困难而不是行为方面的饮食紊乱。

（4）接受和承诺疗法（acceptance and commitment therapy, ACT）：目标是专注于改变患者的行动而不是想法或感受。教会患者识别生活的核心价值，并行动起来去达成目标，实现这些价值。ACT鼓励患者从情绪中脱离出来，接受"痛苦和焦虑是正常生活中难以避免的一部分"这一观点。我们的目标并不是要活得很好，而是要活得真实。实际行动起来，为所当为，患者们往往会发现他们开始变好了。

（5）辩证行为疗法（dialectical behavior therapy, DBT）：实证研究证实了DBT对暴食症、神经性厌食症和神经性贪食症患者有效。DBT假设"改变行为是开始治疗的第一步"。治疗的主要任务是发展新的技能来取代之前不良的行为。新的技能包括人际交往能力、情绪调节能力、对压力的容忍力等。虽然DBT最初是用于治疗边缘型人格障碍，但目前则较多被用于治疗进食障碍和药物滥用。

虽然所有这些疗法都经常被用来治疗患者的进食障碍，但它们还是有不同程度的疗效和研究支持。许多专家都在建议考虑循证治疗，循证治疗通常意味着治疗已被用于研究，并发现对于减少进食障碍症状是有效的。对进食障碍的心理治疗的研究主要还是以小样本为主，这使得我们难以比较不同处理方法的疗效。其他一些因素也使研究不易进行：包括患者数量少、较高的患者脱落率及高额的费用等。总的来说，CBT、DBT、ACT及FBT是目前世界上研究的最多，应用的最广泛的心理治疗手段。

（三）进食障碍的药物治疗

除了心理疗法，药物疗法可能是最常用的治疗方式之一。药物治疗很少作为一个独立的治疗方式来使用，一般是为了帮助患者缓解症状。如在抑郁和焦虑共同出现的情况下，药物可以帮助患者减少身体和精神的不适。药物治疗通常与心理干预结合使用。

进食障碍患者的常见处方：

（1）选择性5-羟色胺再摄取抑制剂（SSRIs）：如氟西汀（百忧解）、西酞普兰（喜普妙）、氟伏沙明（兰释）、帕罗西汀（Paxil）、舍曲林（左洛复）等药物。

（2）氨基酮：如安非他酮、安非他酮缓释片。

（3）苯类：阿普唑仑（阿普唑仑）、利眠宁、氯硝西泮、地西泮（安定）、劳拉西泮等。

（4）非典型抗精神病药物：阿立哌唑、奥氮平、喹硫平、利培酮（维思通）、齐拉西酮（Geodon）等。

（5）三环类药物：阿米替林、氯米帕明（氯丙咪嗪）、地昔帕明、丙咪嗪（盐酸丙咪嗪）、去甲替林等。

（6）四环类抗抑郁药：米安色林（盐酸甲苯哌）、瑞美隆米氮平。

（7）心境稳定剂（也用于暴食症，尤其是高体重人群）：碳酸锂（用于有双相情感障碍的患者，但对有净化行为的患者禁用）、卡马西平、双丙戊酸钠、拉莫三嗪（利必通）、奥卡西平（曲莱）、托吡酯（妥泰）等。

（四）进食障碍的其他治疗

一些进食障碍患者也从其他的治疗方法中受益，如表达性艺术治疗、生物反馈、动物辅助的心理治疗、眼动脱敏疗法（EMDR）、规律的运动、催眠疗法、写日志、按摩、冥想、心理剧、放松训练以及瑜伽。这些疗法没有很多的研究支持，但有患者报告说它们是有效的。

二、逐一击破——三种进食障碍的治疗

（一）神经性厌食症的治疗

1. 治疗原则

神经性厌食症患者常有治疗动机不足，抵触甚至拒绝治疗的问题存在。严重的体重减轻常常会加重患者歪曲的自我认识，从而进一步加大治疗的困难和障碍。对体重指数BMI低于15的患者通常建议住院治疗，以保证营养改善和体重增加，促进治疗疗效。若患者因各种原因无法住院，但有治疗动机，且BMI是12以上，没有其他严重合并症，也可以尝试门诊强化治疗，每周至少与医生会谈一次，进行躯体和心理状态的评估。如治疗有效（体重每周增加至少0.5~1kg），则可继续，否则仍需住院治疗。

住院治疗主要解决严重的营养不良问题及严重合并症，增强患者对疾病的认识，增强治疗动机，保证出院

后的后续治疗成为可能。门诊治疗通常需要持续1年甚至更长的时间。

2. 治疗方式

神经性厌食症的治疗包括躯体辅助治疗、心理治疗和精神药物治疗三大部分。

（1）躯体辅助治疗：包括营养重建和治疗并发症。

营养重建是指帮助厌食症患者重新开始摄入足够的营养，以改善严重的营养不良情况，恢复健康的体魄。原则上根据患者每日平均需要的基础能量，加上恢复之前的损耗所需的额外能量来设定患者每日需摄入的营养量，然后根据患者的消化吸收功能和心理承受能力来制定饮食计划。保证营养重建计划的执行是治疗成功的关键，有时行为治疗也是必要的。对恶病质和进食困难以及体重明显减轻而不配合治疗者，可采用鼻饲法，也可以静脉输入高营养液，严重者需强制住院治疗。

治疗并发症包括处理由于严重营养不良而造成的各种躯体合并症，如贫血、低钾、低磷血症、感染、水肿、饥饿性酮症、消化不良、便秘、营养不良性肝功能异常、甲状腺功能低下等。另外需要特别关注的一个问题是预防营养重建过程中的危机——再进食综合征。再进食综合征是指长期进食量很少或不进食的患者在恢复进食后出现的一系列水、电解质及相关的代谢紊乱。一般在进食3~4天内出现。严重营养不良、再进食速度太快、实行肠内营养的患者，容易出现再进食综合征。预防措施包括住院监测，控制营养补充的速度，以及及时发现指征并对症处理。

（2）心理治疗：包括认知治疗、行为治疗和家庭治疗等。

认知治疗：神经性厌食症患者都有强烈的有关食物、节食和体重的错误认知，它们既是治疗的障碍，同时，如果不改变这些错误认知，一旦脱离治疗环境，又是使患者复发的因素。因此，认知治疗对神经性厌食治疗的开展及疗效的巩固具有很重要的意义。认知治疗的关键在于改变这些错误的认知。

行为治疗：对治疗存在抵触心理或完全拒绝治疗是神经性厌食症患者的特点，单纯的营养重建计划、心理支持、纠正认知等往往难以达到治疗目标，所以在厌食症的心理治疗中行为治疗是非常重要的组成部分，其目的在于保证患者的营养重建、体重增加，为进一步的心理康复提供基础。它包括制定进食计划、执行进食计划和纠正相关异常行为三部分。进食计划包括一日三餐计划和加餐计划，在保证热量摄入和营养平衡的基础上与患者协商进食内容、次数和时间；进食计划的执行包括监督和自我监督，住院患者应在护士的监督下完成进餐，门诊患者应在协商同意的情况下接受家人的监督或自我监督；针对不同患者的相关异常行为，纠正异常行为的内容常包括防止患者拒食、藏匿食物、呕吐、过度运动、使用泻药、滥用利尿剂及减肥药等有害物质，针对异常行为的出现设置矫正措施，住院患者常包括集体就餐、限制活动的范围和量、安全检查排除有害物质使用的可能等。

家庭治疗：患者同母亲的关系一般是不正常的，同父亲的关系常具有俄狄浦斯性冲突的特点。患者的父母常常关系不好，冲突可以是有关饮食习惯的，但也有性的、威信的及依赖方面的问题。"家庭神经症"的情况并不少见，患者作为症状的携带者将家庭的问题以进食障碍的形式表现出来，在治疗中来自家庭成员方面的抗拒往往强于来自患者本身。

应对所有和父母或家人生活在一起的患者进行一次全面彻底的家庭分析，以确定采取什么形式的家庭治疗帮助患者更合适。患者越年轻，包括父母在内的心理治疗或进一步的家庭心理治疗就越重要。把患者的症状带到家庭关系中，和家庭建立工作联盟，呈现家庭不稳定、僵化或混乱的模式，治疗师的目标是致力于使失功能的家庭达到改变，在家庭互动改变的脉络下，患者的行为改变和症状消除也会随之产生。

（3）精神药物治疗：治疗主要是对症，应选用不良反应小的药物，且以小剂量治疗为宜。

针对患者的焦虑症状，尤其是面对食物时的担心和恐惧，可使用小剂量抗焦虑药，如劳拉西泮0.25~0.5mg饭前服用，严重者可使用氯硝西泮等长效苯二氮草类药物；针对抑郁症状可使用SSRI、SNRI类抗抑郁剂；针对体相障碍和超价观念可尝试使用小剂量的奥氮平等抗精神病药物；针对自伤、自杀及其他冲动性行为可短期应用苯二氮䓬类药物或小剂量的抗精神病药物。

（二）神经性贪食症的治疗

1. 治疗原则

神经性贪食症患者的治疗动机常常强于厌食症患者，且营养不良的程度较轻，所以选择门诊治疗者居多，常以自我监督的自助式治疗结合门诊心理治疗、药物治疗来进行。住院治疗仅用于净化行为严重（呕吐、导泻、利尿、减肥药等），门诊治疗无效，或自伤、自杀倾向严重的患者。

2. 治疗方式

（1）躯体辅助治疗：主要目的是纠正由于净化行为所导致的水和电解质紊乱，最常见的是呕吐和导泻、利尿导致的低钾血症。在控制前述行为的基础上可给予口服补钾或静脉输液补钾，同时监测血钾水平，直至恢复正常。贪食症患者还可因暴食行为导致急性胃潴留、胃扩张，需急诊进行胃肠减压。

（2）心理治疗：与神经性厌食症一样，神经性贪食症的治疗通常也是以上述方法为主，并取决于个人的具体需要。一般情况下，贪食症最有效的一种治疗方法是认知行为治疗（CBT）。CBT的整体目标是帮助患者建立正常的进食模式，包括：第一步，对患者进行心理教育，如暴食及净化行为的可怕生理后果、催吐和使用泻药并不能控制体重、节食的危害性，以及提供一个具体的计划来帮助患者建立常规的进食行为模式。患者需要学会按时按量进行，一日三餐，以及在正餐之间稍稍吃一些零食。第二步，致力于改变患者的不合理信念。鼓励患者去质疑社会对于美丽的扭曲的标准，发现和改变患者"挨饿就不会发胖"的错误信念，建立一些更合理的信念。例如，治疗师要温和但坚决地挑战这样的不合理信念："如果我比现在重几磅，将没有人会喜欢我了"。

认知行为治疗还会让神经性贪食症患者明白，控制体重在一个人的生活中并不是完全不合理的事情，但这可以通过常规进食而不是极端节食而更好地达到目的。而且，极端节食通常会引发暴食和随之而来的净化行为。认知行为治疗需要对患者不现实的要求和其他的认知歪曲进行持续的挑战（如吃少量的高热量食物意味着自己是一个完全彻底的失败者，自己的情况注定永远无法改善，等），以使患者放弃歪曲的认知，按合理的认知面对进食问题。治疗师要和患者一起工作，找出引发患者暴食的事件、想法和情绪，然后学习用更合适的方法去应对这些情境。另外，治疗师也需要教会神经性贪食症患者放松的技巧，这可以帮助患者控制住自己想要"净化"的冲动。

（3）精神药物治疗：氟西汀（百忧解）对贪食症的进食冲动有控制的效果，剂量为20~60mg/日，其他SSRI类药物也可试用。小剂量氟哌啶醇及其他抗精神病药对贪食症患者的自伤及其他冲动行为可能有效。抑郁症状在神经性贪食症患者中相当常见，可应用抗抑郁剂治疗。

（三）暴食症的治疗

1. 治疗原则

暴食症的治疗原则、目标与步骤类似于神经性贪食症。两者的差别在于暴食症的问题主要与体重过重有关，而不是营养不良。暴食症患者常伴有如高血压、高脂血症、糖尿病及心脏疾病等问题，所以治疗的重点也应该放在这些内科的问题上。

目前并没有很多关于暴食症治疗方式的临床研究。若能打破其暴饮暴食的循环，并建立结构式的饮食习惯，可以帮助他们减少饥饿感，以及因进食行为而带来的空虚感和负面情绪。其中负面感觉与饥饿感若能减少，也可以减少暴饮暴食出现的概率。

2. 治疗方式

关于暴食症的心理治疗，最有效的是认知行为治疗，其重点在于改变进食紊乱行为及相关的扭曲的体重、体型及进食观念。研究结果显示，认知行为疗法可以使48%~98%的患者暴食行为下降。人际关系心理治疗也可以使暴食下降71%左右。另外，单纯行为治疗和心理教育等方法也有一定的疗效。尽管心理治疗有效，但并不能有效地促进患者的体重减轻。

氟西汀可以减轻暴食症患者的暴食行为。抗抑郁药（如地昔帕明、氟伏沙明、舍曲林）以及食欲抑制剂也对暴食症患者有效。但药物治疗暴食症的疗效还不确定，短期抗抑郁治疗停止后暴食有很高的复发率。

很多病例研究报告指出，若不考虑患者的暴食问题，只是施行减肥治疗的计划，也能够得到与其他单独为降低暴食而采取的措施一样的效果。不考虑暴食行为，减肥疗法更能让患者明显地降低体重，而且抑郁的发生率也下降了。减肥治疗就是对患者摄食量、品种及活动量都进行标准的控制。减肥疗法不仅减轻了体重，而且也降低了暴食的发生率，因此暴食症的治疗不应该把降低暴食次数作为唯一的治疗目标。

三、致患者——迈出第一步

（一）你中招了吗——进食障碍的自我筛查

进食态度测验（eating attitudes test, EAT-26）是目前世界上使用最广泛的进食障碍初步筛查工具。下面这些简单的问题可以帮助你确定你是否有患进食障碍的风险，是否需要寻求专业的帮助。注意，这个筛查工具并不能代替进食障碍的专业诊断。请尽可能诚实地填写下列表格，这些问题是没有正确或错误的答案的。

1．第一部分：勾选每一题的发生频率

问题	总是	常常	有时	偶尔	很少	从不
1．我很害怕超重						
2．饿的时候，我会忍着不吃东西						
3．我发现自己会对食物全神贯注						
4．我会暴饮暴食，觉得自己也控制不了						
5．我会把食物切成小小块						
6．我知道我吃的食物有多少热量						
7．我会特别避免吃含高碳水化合物的食物（如面条、米饭、土豆等）						
8．我觉得别人希望我吃的再多一些						
9．我吃过之后会吐						
10．进食之后我会感到非常的内疚						
11．我强烈地希望自己能变瘦						
12．我锻炼的时候想的是如何燃烧卡路里						
13．其他人觉得我太瘦了						
14．我老是觉得我身体里有脂肪						
15．我进食时间比别人长						
16．我不吃含糖的食物						
17．我会节食						
18．我觉得食物控制着我的生活						
19．面对食物我需要自我控制						
20．我觉得在饮食方面其他人给了我压力						

问题	总是	常常	有时	偶尔	很少	从不
21. 我在对食物的思考上花了太多时间						
22. 吃甜食之后我会觉得不舒服						
23. 我有节食的行为						
24. 我希望我的胃是空的						
25. 我有一种饭后想呕吐的冲动						
26. 我喜欢尝试新的食物						

2. 第二部分：关于进食行为的问题。在过去6个月，你是否……？

问题	从不	一个月1次或更少	一个月2~3次	一周1次	一周2-6次	每天1次或更多
A. 会暴饮暴食，比一般人吃得多，觉得停不下来、控制不了						
B. 曾为了控制体重、维持身材而催吐						
C. 每天运动60分钟以上，就为了控制体重						
D. 曾使用泻药、减肥药、利尿药等去控制体重						
E. 体重减少了9公斤或以上	是			否		
F. 接受过进食障碍的治疗	是			否		

要判断你是否有患进食障碍的危险，是否需要专业帮助，需要考虑3个标准。

• EAT-26的分数：根据下表计算你的分数。一般情况下，若分数高于20分，则应考虑接受专业的帮助。不过要注意的是，高分并不一定意味着你患有进食障碍。有时高于20分的个体并未达到进食障碍的诊断标准；而低分的个体，也不是绝对安全，因为进食障碍普遍存在自我否认的情况。

EAT-26的计分方法					
	总是	常常	有时	偶尔	很少	从不
前25题	3	2	1	0	0	0
第26题	0	0	0	1	2	3

• 你的体质指数BMI：若你的BMI属于同年龄性别组的"低体重"，那么说明你是进食障碍的高危群体。若EAT-26的分数还高于20分，那么你更有可能发生进食障碍的问题。请考虑咨询专业医生寻求帮助。

• 近6个月你的进食行为如何：若你的选择同下图中任何一个选择一致，那么请考虑咨询专业医生寻求帮助。

问题	从不	一个月1次或更少	一个月2-3次	一周1次	一周2-6次	每天1次或更多
A. 会暴饮暴食，比一般人吃得多，觉得停不下来、控制不了			✔	✔	✔	✔

问题	从不	一个月1次或更少	一个月2-3次	一周1次	一周2-6次	每天1次或更多
B．曾为了控制体重、维持身材而催吐	✔	✔	✔	✔	✔	
C．每天运动60分钟以上，就为了控制体重	✔	✔	✔	✔	✔	
D．曾使用泻药、减肥药、利尿药等去控制体重						✔
E．体重减少了9公斤或以上	是✔			否		

（二）我该做些什么

发现自己有异常的行为，像成瘾一般无法控制，痛苦又无助。这个时候我们还能做些什么呢？"与进食障碍说bye-bye"（http://holdyou.blog.sohu.com/）的网友小丽，就曾暴饮暴食将近四年，现已成功戒掉五六年。起初，她因一本瘦身杂志而开启了自己的减肥旅程，但爱吃零食的她，却不知不觉陷入了"吃完就吐，吐完再吃，然后再吐"的恶性循环。经过多年的斗争，小丽战胜了病魔，也总结出了下面4个方法，以对抗恶魔。

1．方法一："不小心"让关心你的人发现你的症状

我知道自己在做错的事情，于是就避着同学和家长，偷偷地吃和吐。于是食量愈来愈恐怖，一天吃得下

四五个人的饭量加零食。考虑到为了避人，去卫生间吐会有声音，我就在自己房间吐塑料袋里。有的时候不能及时地处理掉呕吐物就藏到空柜子里，结果某天东窗事发被我爸妈发现了。我妈找到我藏在柜子没及时扔掉的呕吐物差点没晕过去。

小丽的父母在发现小丽藏着的呕吐物之后，就开始了耐心地教导和偷偷地监督。每次抓到之后，都是轻柔地哄劝，动之以情，晓之以理。久而久之，小丽因对父母的愧疚和心疼，开始转变观念，终于将"戒掉这个坏习惯"提上了日程。父母永远是自己最无条件的支持者，所以小患者们，在自己最无助、最无奈的时候，不妨试试，让关心你的人知道你正在经历些什么。

2. 方法二：自己吓自己法

我既然要改就去网上查了查，看看有没有人存在和我一样的行为，是怎么解决的。就这样，我不仅自己脑补了贪食症对身体上的伤害，还脑补了该症会被人看成神经病的伤害。我终于被自己吓到了，从此再也没敢上这方面的论坛，也深刻认识到了必须戒掉贪食症。现在网络这么发达了，这方面的贴吧、论坛更多了。关于贪食症对身体有哪些伤害很容易知道。大家多看看得了严重贪食症的患者的经历，肯定会对自己起到震慑作用，增加戒掉的决心。每次一要多吃你就先打开论坛看几个严重贪食症的案例，最后你即使吃也会吃的少得多。

小丽通过发达的网络资讯系统，了解了自己的病情及其严重性，成功地帮助自己下定了改变的决心。不过，虽然网络越来越发达，我们得到资讯的专业度也不停提升，但还是建议第一时间求助专业人士，才能更好地解决问题。

3. 方法三：转移注意力法

大学学生会招纳新成员，我对学生会一位部长师兄一见钟情，当时又正好分到他的部门，且那个部门要做个大项目。那一个月从早忙到晚上十点多，天天把眼睛黏在师兄身上，我就压根没想起来贪吃零食这件事。看，恋爱以及不停地忙工作帮我转移了注意力。你们也可以用恋爱转移注意力，或者是多寻找一些自己感兴趣的事做来试试，比如打球、摄影。愉悦身心的爱好总有一样适合你，千万别让自己闲下来，一无聊就会想着吃。

同小丽一样，找到一段适合自己的爱情、一项运动或一种娱乐方式，将注意力从食物转移开，就会慢慢地降低对食物的依赖性，自然而然地走出来。

4. 方法四：爱自己

就在这个时候我上到了一堂受益匪浅的舞蹈课。那个教舞蹈的女老师很胖，算是微胖界的上限吧。但是她的身材让人看了特别舒服，胖也胖得很美。那个老师说要保持拉筋的习惯。筋抻开了，整个人就会很舒展、很挺拔，就会让人很舒服。不知道为什么我就豁然开朗，觉得胖就胖吧，既然减肥坚持不了，每天拉拉筋做几个小动作还累不到我，做个胖美身材也不错。

树立正确的人生观念，明确"我"是什么样的人，要做什么样的人，加强信心，就能从根本上纠正自己的行为。

（三）如何更好地接受治疗

1. 去医院接受一对一的专业治疗

首先，你要了解，医生和心理治疗师可以给你提供专业的支持，帮你更快地走出痛苦。第一步是要做一些检查，检查项目包括心理测查、脑功能测查以及专业的进食障碍测查，根据测查结果确定你在哪方面存在问题，以及需要进行哪些方面的改善。每个人的测查结果都不相同，医生制定的治疗方案也会因人而异，而治疗效果也会因个人悟性和患病程度有所不同。

对于情况严重的应住院治疗，医生会为你制定合理的饮食计划，帮助改善躯体状况，纠正电解质紊乱，进行一定的营养支持，同时会有一些药物的辅助治疗。此外，心理医生还会对你进行专业的心理疗法，缓解痛苦的情绪，矫正错误的认知模式，建立标准体重的概念。

2. 爱自己就要接受自己

首先要树立"爱自己，接受自己"的观念，对自己怎么爱都不够的人不会折磨自己，保持自信乐观的心理健康状态，不用说进食障碍了，所有的疾病都会远离你。

爱自己就要接受自己，与其盲目和别人攀比外在

美，还不如努力提高自身内涵。适度减肥可以，一旦过
了度就是伤害自己。要把"节食减肥"的错误观点扼杀
在摇篮里，要知道节食就是在积攒食欲，等食欲爆发的
那一天，"节食"就会变成"暴食"，然后一发不可收拾。

爱自己就要接受自己，即便真的得了病，也不必为
它感到羞辱。承认自己患病并且积极配合治疗就是爱自
己的表现，要把自己的痛苦说给别人听，多向别人寻求
帮助，不要自己忍着伤害自己，越伤越深。如果你觉得
一般人不会理解你，也可以在网络贴吧上寻找有相同经
历的人，相互分享治疗经验。

3. 规律饮食从记录开始

规律饮食需要制定专业的饮食计划，对于患病程度
较轻的人可以按照普通人的饮食自行制定，记录内容包
括：什么时间吃哪类食品、进食的具体数量和食物的卡
路里。此外，还要详细记录执行的情况以及催吐的方式
和频率。对于病情严重的患者，则需要在医生的协助下
完成饮食记录。

规律进食模式的建立，可以帮助你消除焦虑和恐惧
的心理，减少暴食或节食的发生。通过记录的方式加强
对进食的控制，养成平衡膳食、三餐规律和营养合理的
进食习惯。除此之外，还要在日常生活中保持正常的作
息规律，足量饮水，适当锻炼。

4. 相信家庭，相信有人心疼你

靳斯文，21岁，河南某大学学生，曾经挣扎在进食

障碍的痛苦中无法自拔。但是，合理的治疗，家人的支持、鼓励，让她走出了痛苦的阴霾。

我生长在一个家教非常严格的家庭，也养成了我极为好强的个性，什么事情要么不做，要做就要做到极致，减肥也是这样。我是从初中三年级开始减肥的，节食加运动，只用一个假期我就从120斤减到80斤……此后，我陷入了厌食、治疗、贪食、减肥的恶性循环中。现在我还记得我最后一次变本加厉减肥的经历。我觉得节食太慢了，就吃减肥药。减肥药效果不佳，就把饭戒掉，饿了就吃减肥药，最多一次吃了一板。没想到，减肥药损害了神经，让我产生了幻觉，我甚至被一个声音操纵着去跳河了，幸亏被发现。我自己都意识到，这太危险了。于是我向父母摊牌，要求住院接受心理治疗，我父母也意识到了事情的严重性，把我送到了医院住院治疗。

在这段时间里，我的父母给了我最大的支持。妈妈一直陪我40多天，爸爸只要有空就从鹤壁来北京，他不来的时候，我们每天都通电话。以前爸爸只有工作，但自从我接受治疗，对于他，我就变成了最重要的人。我的男友也给了我很大的鼓励，他对我说："你知道我最想要的事情是什么吗？就是希望你能陪我吃顿饭。"我听了眼泪刷地一下就流了下来，当时我就发誓：一定要好起来，以后每天跟他一起吃饭……

终于，我带着健康与自信，重新回到大学校园。现在，到点吃饭对我是一件非常自然的事情。看看我怎么吃饭：每天早晨都喝牛奶、吃鸡蛋；我喜欢吃所有绿颜色的蔬菜，还有各种各样的水果；我也每天都吃大米；我还是一个肉食主义者，特别喜欢吃海鲜；还有，我不吃零食，也不吃甜食，我既不会多吃，也不会少吃，而是吃得刚刚好，我的饮食原则就是健康和养生。

靳斯文可以说是深受着进食障碍的折磨，甚至已经出现了一些精神症状。如不进行干涉，后果不堪设想。幸运的是，她拥有很强的自觉性和意志力，更有爱她、关心她的父母，在疾病中对她关怀备至，在治疗上、生活上给予她最大的支持，这些支持和关心也成为了靳斯文摆脱进食障碍困扰的强大正能量。

5. 把你的注意力从食物上移开

2008年，国外女子Ashley Ransley因为厌食症，一米八的她只有49公斤。就在这时她收养了一只流浪猫，从此一切都改变了：她专注于把小猫养好养肥时对自己的病症渐渐地不考虑了。给小猫喂饭的时候，自己也会吃东西，并且会给小猫尝尝。现在的她已经能够正常饮食，并成为了一名饮食失调症的顾问。

这是一个很好的通过转移注意力而治愈进食障碍的例子，她能做到，你也可以。Ashley Ransley的兴趣是养猫，她觉得养猫比减肥重要，所以通过养猫治愈了厌食症。先想想你对什么最感兴趣，或是做什么最能转移你的注意力。如果你喜欢动物就可以和她一样养只动物。

如果你喜欢漫画，对食欲控制不了的时候就去看动漫或是画漫画。如果你觉得恋爱可以，就找个喜欢的人去爱吧。

四、致医务人员——跨学科诊治、联合对抗

（一）进食障碍易遭漏诊和误诊

早期发现、初步评估、及时有效的治疗，可以帮助进食障碍患者更快地康复，防止障碍进展到一个更严重的或慢性的状态。然而，作为以躯体症状为主要表现的精神类疾病，进食障碍被误诊的情况时有发生。在各类型中，厌食症是最容易被误解、误诊及误治的分型。许多年轻女性出现厌食症以后，可能去妇产科、消化科或内分泌科检查治疗。医生们无暇观察患者的精神症状和心理状态，习惯对症处理。如不想进食就使用胃动力药，呕吐便使用止吐药，闭经就移交妇科，这样使得患者多次求治都效果不佳，耽误治疗。

另外，进食障碍也常出现多种躯体并发症，如心血管、胃肠道、血液、肾脏、内分泌、代谢并发症等。各科医生常常被某种并发症迷惑，武断地下了诊断。例如神经性贪食症患者因反复呕吐、胃黏膜失去防御功能，导致继发性的胃部病变，胃镜结果不正常，继而被诊断为胃炎。这些诊断其实根本不足以解释患者的所有症状。

（二）及时转诊或联合会诊

按照新的《精神卫生法》的要求，进食障碍属于精神障碍的范畴。综合医院各科医生应对精神医学知识有一定的了解，如无法确诊，应转诊或及时请精神科会诊。心理咨询师若发现患者可能有进食障碍，应当建议其及时到医院就诊，并做好相应检查。作为心理咨询师，可以配合精神科医生予以辅助治疗，重点在帮助患者进行认知行为和社会功能等方面的训练，以帮助患者更好地适应社会，预防复发。

（三）导致进食障碍患者抗拒治疗的因素值得探讨

进食障碍以难治闻名，且复发率很高。进食障碍的治疗抵抗相当常见，这也可以合理解释为什么治疗常常以失败告终，以及患者为何早早退出治疗。总体而言，针对进食障碍的治疗抵抗指那些阻碍患者完全投身于治疗的意识和非意识的因素。很重要的一点是，不同种类进食障碍的患者对治疗的抵抗并不相同，且与年龄相关。Vandana Aspen等对导致进食障碍患者抗拒治疗的因素进行了分析。

1. 追求安全的行为

进食障碍患者通常高度害怕体重增加，为躲避这一后果可谓无所不用其极。为减轻体重增加相关的焦虑，患者常作出各种她们自认为可以自我保护的适应性行为，如审视身体部位、每天称重、遵循严苛的进食习惯等，并且可能高度乐在其中，不能自拔。

2. 自我失谐 vs.自我和谐

将进食障碍视为问题性及不和谐多见于神经性贪食症及暴食障碍患者。这些患者往往存在求助意愿，因为她们自己可以感受到挫败及羞耻感；将进食障碍视为和谐则多见于神经性厌食症患者，这些患者一般对治疗存在抗拒，常仅仅因为外在压力（如取悦爱人）而参与治疗。

3. 进程及转归抗拒

治疗进程抵抗指患者对改善过程中必然出现的相关变化持抗拒态度，与较高水平的焦虑及不适感相关，包括体重增加、进食更加规律、进食更多等；另一方面，转归抗拒指患者对进食障碍不能继续作为应对策略等治疗后果的抗拒。

（四）多方评估，确诊并不难

根据进食障碍的特殊特点，加之对精神医学知识的了解，进食障碍其实不难确诊。以下评估方法被推荐为诊断进食障碍的第一步。

1. 患者评估

• 患者的病史，包括对其饮食模式的了解；

• 医学，营养，心理和社会功能的测定（如果可能的话，应该由一个进食障碍专家来评估孩子的心理健康）；

• 对饮食、锻炼和外貌体型的态度；

• 进食障碍或其他精神疾病的家族史，包括酒精和药物滥用；

- 肥胖家族史；
- 其他精神健康状况的评估，如抑郁和焦虑。

2．医学监测

体格检查包括身高、体重、体质指数BMI、儿童和青少年生长发育图、心血管及周边血管功能、皮肤健康、脱发、自我伤害行为的证据。

- 体温和脉搏的测量；
- 体位性血压；
- 生化指标测试；
- 牙科检查（如怀疑有催吐行为）；
- 适当的护理水平的建议。

3．生化指标测试

- 全血细胞计数与尿液分析；
- 完全代谢曲线：钠，氯，钾，葡萄糖，尿素氮；
- 肌酐，总蛋白，白蛋白，球蛋白，钙，二氧化碳，天冬氨酸转氨酶（AST），碱性磷酸酶（ALP），总胆红素；
- 血清镁，磷酸盐；
- 甲状腺激素（T3，T4，TSH）；
- 心电图。

4．特殊情况

- 如果还不确定诊断结果：可查红细胞沉降率和影像学监测——计算机断层扫描，脑和上下消化道系统的磁共振成像；

• 如果患者停止月经期六个月或以上——查尿妊娠，黄体生成素和促卵泡激素，催乳素试验；

• 持续低体重的患者，特别是女性持续闭经的情况，检查评估骨密度。

五、致家长——做最好的支持者

（一）鼓励孩子寻求和接受帮助

进食障碍的康复需要专业的帮助，采取措施的时机越早，则康复的概率越高。看到自己的孩子忍受着巨大的痛苦，但是却拒绝寻求帮助，是非常令人沮丧的事。即使孩子认为治疗没有用或者没必要，作为家长也应该要求他们去接受治疗。对于父母来说，鼓励一个不愿意寻求帮助的进食障碍孩子去接受帮助可能是一个很艰难的任务，但是这对他们未来的健康是至关重要的，鼓励他们及时接受正确的治疗可以帮助他们更好地康复。

1. 迈出第一步是很难的

虽然寻求帮助的行为对你而言似乎是很容易的，但对于小患者来说，它可能是非常可怕的。了解这一点会帮助你理解你的子女正在经历怎样的心理斗争。

2. 询问他们是否需要你帮他们打电话预约医生

有些患者可能会发现，如果有人陪他们一起预约或者和他们一起讨论这个问题，那么就没那么紧张和不安。

3．不要相信进食障碍患者的诸多借口

小患者可以很容易地答应你他会去看医生或治疗师，但这种治疗需要的是长期的坚持。是的，每个人都很忙，治疗费用高，而且进食障碍似乎不是一个多严重的问题。但是作为家长，请对此有正确的认识。不要只和你的孩子讨论进食障碍的治疗方法，要确定他们按时地看病和吃药。

4．确保孩子接受了完整的医学检查

进食障碍会导致广泛的医学问题，患者需要定期就医以确定他们的健康不存在风险。请记住，即使患者已经有生命危险了，生化测验还是可能趋于稳定，所以不要依赖于单独的血液测试。

5．提醒他们为什么接受治疗

你的孩子有什么样的人生目标？他们想去旅行吗？想结婚生子吗？想去上大学吗？想开始新的职业生涯吗？帮助他们了解自己的人生价值，点燃他们对未来的希望，能够帮助他们持续和长期地进步。

（二）选择适合孩子的治疗方式

1．影响治疗方式的因素

获得诊断只是从进食障碍中康复的第一步。一旦你有了诊断，下一步就要想一想有什么临床资源，以及它们是不是可以为你所用。在确定最佳的治疗方式时，以下几个主要因素可能会发挥作用。

（1）进食障碍的诊断；

（2）孩子的生理和精神状态；

（3）地点在哪里，是否便利；

（4）当地专家的可用性；

（5）费用。

2. 诊疗方式选择是大学问

大部分的进食障碍患者会选择门诊随访而不是住院治疗，所以要确保你选择的医生是有相关经验和技术的。有时候需要花些时间去寻找更高水平的医护人员，这是很常见的，不需要因此而沮丧。儿科医生、内科医生或精神医生，也会向你推荐当地的优秀治疗师和营养师。并非所有地区都有这样的专科医生，也并非所有的医生都熟悉进食障碍的治疗。

如何选择合适的心理医生呢？不同的治疗方法，不同的治疗者，都会对治疗效果造成影响。选择心理治疗师时，主要需要考虑的并不是这个治疗师有多少年的经验，而是他对于处理进食障碍这一问题有多少经验，还有他对于进食障碍这一领域的最新进展有多少了解。

有的患者会选择治疗小组来治疗进食障碍的多种问题。治疗小组通常会由下列人士带领：心理治疗师、营养师、精神科医生及其他治疗师（如瑜伽治疗师、艺术治疗师等）。

3. 诊疗内容排序

进食障碍的治疗内容主要包括以下几个方面，按照重要性和紧迫程度排序，如下所示：

（1）纠正危及生命的生理和精神症状；

（2）干预异常的饮食行为（食物限制、过度运动、暴饮暴食、净化行为等）；

（3）建立规范化饮食和营养康复计划；

（4）挑战消极和不健康的饮食认知；

（5）处理医疗和心理健康问题；

（6）建立预防复发的计划。

（三）家长要如何辅助治疗？

1. 辅助治疗是一个高技术活

家庭是治疗进食障碍的丰富资源。已有研究证实，对于18岁以下、发病不足3年的患者，家庭治疗比个人心理治疗更有效。家庭治疗的基本信念是，希望用家庭这个资源与患病的孩子一起驱走病魔。但是很多时候，父母对进食障碍没有认识也没有经验，很容易用错误的方法帮助孩子。比如，不停地强迫孩子吃东西，孩子便会形成逆反，结果铸成恶性循环。家庭治疗师首先要对进食障碍的家庭进行评估，主要是从两个方向进行：第一个方向是患病孩子的角度，看她的求助动机强还是不强；第二个方向是父母的角度，看父母有没有帮助孩子，假如他们在帮助孩子，这个方法对还是不对，孩子是否愿意接受父母的帮助。

2. 家长知其然，并知其所以然

看到孩子一天天消瘦下去，一般父母都会感觉到很无助或者说无能，虽然他们尝试了很多办法，但依然会感到惊慌和焦虑。他们去咨询室陪同孩子一起接受咨询，就有机会通过治疗师的工作，明白孩子厌食以及贪食背后的故事是什么。治疗过程中，治疗师也会在加强孩子改变动机的基础上，让孩子明白她不能一个人单打独斗，需要邀请父母来帮助她，这样就有机会打破孩子与父母权利斗争的恶性循环。

3. 给家长的几点建议

下面的一些建议，可以帮助父母们了解，在辅助孩子治疗进食障碍的过程中，自己能够做些什么。

（1）多了解和学习关于进食障碍的基本知识，认识主要的术语；

（2）问问孩子你能帮她做些什么；

（3）学会倾听和反思；

（4）协助孩子完成实际的治疗任务；

（5）避免讨论食物、体重、饮食，特别是评价你自己的习惯或其他人的习惯；

（6）记住，恢复是一场马拉松，不是短跑；

（7）专注于孩子的情绪方面，而不仅仅是身体上的问题；

（8）鼓励孩子遵循治疗建议；

（9）在用餐后，帮你的孩子分散注意力，减轻他们的焦虑；

（10）不要命令孩子他们应该做什么；

（11）进食障碍患者可能会回避社交，拒绝接受帮助，请继续不断尝试；

（12）请安排不涉及食物或吃东西的活动，这样你的亲人可以继续参加；

（13）专注于积极的个性品质和其他与外形无关的品质；

（14）不要私自采取行动；

（15）设置边界来保护你自己的独立空间和心理健康。

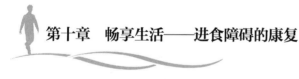

第十章　畅享生活——进食障碍的康复

在本书的第一讲，我们给大家介绍过橙子，有着四年可怕的进食障碍的女孩。2006年是橙子的解救年，她进入了一个论坛：健康快乐论坛（http://bbs.leadlife.com.cn）——进食障碍网络心理咨询。在坛主清虚子女士的帮助下，橙子渐渐走出泥沼，回到阳光中。康复之后的橙子自己也创建了一个博客"与进食障碍说byebye"，来帮助像自己一样被进食障碍荼毒的人们。

一、与进食障碍说bye-bye

（一）进食障碍的康复之旅

1. 橙子告诉你 "Yes, we can！"

"因为自己亲历过、绝望过，所以完全明白那是一种致命的痛苦，所以想要帮助更多姐妹走出深渊。我们既然有那么强的意志让自己消瘦，也有更强的意志让自己恢复健康，我们能够做到。问题在于觉醒和行动。现在我们已经有一批志愿者，基本都是从进食障碍的阴影里走出来的年轻人。"

"我们希望这个志愿组织能够挂靠在杭州某家医院，也希望更多的人重视我们的工作，创造条件解救更多的进食障碍者。目前我们只能依靠个人力量，这是远远不够的。现在已经有很多妈妈在找我，她们哭着说，'好橙子，帮帮我的女儿！'这种疾病正在日益危害青少年，论坛里最小的患者只有13岁。而且进食紊乱症的特点就是顽固、易反复，心理稍一脆弱马上反弹。"

橙子2007年开的博客叫做"与进食障碍说byebye"（http://holdyou.blog.sohu.com），极受欢迎，已经有十万人次的点击率，许多女孩子呼唤她，"橙子姐姐，帮帮我！"同年她又开了健康快乐杭州地区论坛，同时建立杭州地区OEDT志愿者组织，现已有几十名志愿者。她以自己的亲身经历作为最好的教材，尽最大的努力，尝试帮助更多的进食障碍患者。

2. 数据告诉你，我们并不能太乐观

橙子的故事振奋人心，她不但自己走了出来，还帮助了很多人。然而其实，进食障碍的预后并不太乐观。神经性厌食症患者整体死亡率有5%~20%，死亡的原因多为心律不齐、胃肠道出血与自杀等，约3/4的患者体重会恢复到原来的75%，约1/2~3/4会恢复月经周期，有高比例会恢复工作能力，但其人际关系、身体型象与饮食行为仍会有障碍，且常伴随忧郁症状。有30%~50%的神经性厌食症患者半年后会转变成神经性贪食症。神经性贪食症预后优于神经性厌食症，有1/3预后良好，1/3部分改善，1/3预后不佳。

3. 康复需努力

看了这么多数据，你可能想问，进食障碍究竟能不能康复，能否回归到没有患病之前的状态呢？——答案是肯定的。

（1）做好计划。不过，要达到持久的康复，你需要做好计划。进食障碍是一种较易复发和反复的疾病，对于许多患者，痊愈不会一下子达成。患者要回归到发病之前身处的大环境中，重新面对环境的干扰和种种危险因素，这对患者们而言是极具挑战的。

（2）坚定执行。小患者们要准备好迎接挑战，将在治疗过程中吸取的经验教训和学到的技巧用到自己的生活中去。康复的过程是持续的，也是积极向上的，要有耐心、恒心及合理的计划。

（3）定期随访。即使你觉得情况已经好转，即使你有信心一个人也能面对未来的挑战，请不要忘记，专业人士的帮助还是很有必要的。他们能够协助你建立计划，让你意识到在过去是什么东西引发了你的进食障碍问题，并帮助你学会建立有效的、健康的应对技巧。

（二）怎样才算痊愈呢？

痊愈是一个可以用许多不同的方式来定义的术语。美国药物滥用和精神健康管理局指出，真正的痊愈应该满足下列十个基本要素。

1. 自我驱动。患者要发自内心地希望康复，并积极地行动来达到康复的目标。

2. 个体化和以人为本。每个人的优势、需要、既往经验及文化背景等都各不相同，所以康复的道路也因人而异，要根据自己的情况来制定计划。

3. 自主权。患者自己需要什么，希望未来如何发展，要自己想清楚，自己去提出要求和寻求帮助。自己的未来由自己掌控。

4. 整体性。痊愈涵盖了个人生活的各个方面：思想的、身体的、精神的和社会性的痊愈。这可以包括：住房、就业、教育、心理健康、医疗保健服务、社会网络的构建、社区生活的参与及家庭的支持等。在康复过程中，患者的家庭、亲友、治疗团队、学校及社会都发挥着重要的作用。

5．非线性。康复的进程并不总是一步一步向好的方向发展的。有时候是持续的成长和改变，但也有偶尔的挫折和复发，也要不断地从经验中学习。当患者意识到并注意到自身有了积极的变化，并愿意全身心地投入到康复过程中去，那么就是在向痊愈迈进了。

6．以个人优势为基础。康复的重点是要帮助患者建立各种能力，应对压力的弹性，应对挑战的技巧和对自己内在价值的认识。帮患者认识自己的优势，并在此基础上，让患者有能力和自信去建立新的人际关系，与他人互动，互相支持，互相信任。

7．朋辈支持。通过和其他患者一起分享自己的经验、对疾病的认识和应对技巧，可以帮助自己和他人更清晰地认识问题，找到一种归属感，获得支持性的关系，还有一种对自我价值的认同感。

8．得到尊重。被社会所接受，被他人尊重和认可，也是痊愈必要的一步。重新地自我接纳，对自我价值的认同也是非常重要的。尊重意味着患者可以被包容、被接受，可以充分地参与到其生活中的所有方面。

9．责任感。要对自己负责，照顾自己的身心状态，为了康复的目标而努力。患者要去反思他们从发病到治疗过程中获得的经验，并认识到什么是适合自己的应对方法。

10．充满希望。即对美好未来的信念。患者要发自内心地认为，人们通过努力是可以克服困难的，这是康复的原动力。

（三）在康复的旅程中不断前行

1．没有进食障碍的生活是怎样的

没有进食障碍的生活应该是什么样的？如果你正在康复的过程中前进，这是一个你需要好好考虑的问题。问问你自己："如果我明天早上醒来，我的进食障碍已经神奇般地消失了，我的生活会是什么样子？会有什么不同？我怎么知道这是不同的？"思考这些问题，可以帮助你时刻明晰，从疾病中康复可以给你的生活带来什么，而这些问题的答案，也都是因人而异的。

2．你需要的是什么

下面的这五个问题，你可以试着问问你自己，想一想在这个康复的旅程中，你需要的是什么。

（1）走出安全区

问问自己：面对种种困难和不舒适感，我怎么才能继续坚持下去呢？

要预计到，康复的过程可能会让你感到困难，让你不舒服。你一定要经历这些痛苦的情绪和不舒服的身体变化，才能达到你痊愈的目的。举个例子，假如你的目标是要规范化自己的饮食行为，在一开始的时候，遵守规律的饮食计划，可能会让你觉得很困难。一想到每天要吃三顿饭，还要加入水果和零食等，你一定会很头大。然而，随着时间的推移和你的坚持不懈，你的身体在生理和心理上都逐渐适应了正常的饮食模式。最终，你会自然而然地拥有健康的饮食习惯。

（2）依靠你的家人和朋友

问问自己：我该怎样寻找和接受别人的帮助？

康复的过程中，你需要很多人的帮助和支持，不要将他们推开。但是很多患者都发现，寻求他人帮助或者接受他人帮助，都是件很困难的事。事实上，有人陪同你一起走在康复的道路上，比起你一个人自己的旅行更容易。如果你不知道如何接受他人的支持，那也可以想想你有什么能够帮助别人的，想想那种感觉是什么。记住，爱别人的人，不会缺少爱。

（3）设定小的、可以达成的目标

问问自己：今天我能给自己设定的一个小目标是什么？

没有人会希望你一定要在一夜之间就恢复正常。早上醒来，疾病就消失了，这是不现实的。大多数人都要跟疾病斗争数月甚至是数年的时间。在你达到最终目标之前，还有很多小目标是需要实现的。例如，你近期的大目标可能是要在一家餐馆里和朋友一起吃饭，而不感到焦虑或内疚。为了达到这个大目标，你的第一个小目标可能就是先在家里和你的家人一起练习共同用餐。一旦你成功地达成了这个小目标，你就可以设定下一个小目标，与你的家人在餐厅吃饭。然后再过渡到与你的朋友吃饭。记住，当你把目标分成一个个更小的目标时，你往往会更容易逐步地达到你的终极目标。

（4）建立常规，回归常态

问问自己：当我"正常"的时候，生活会更好吗？

让自己正常地进食，有正常的体重、正常的体型和正常的压力应对方式。"我曾经为了让自己和别人不一样而奋斗了很多年。当我生病的时候，我的行为是非常不正常的，但不知道为什么这些行为会让我感到安全。我不想变得普通。"康复的过程就是治愈和回归常态的过程，但这并不是说你就没有个性了。进食障碍的康复过程会将你带到一种让身体正常运作的状态，这是一个健康的、有效率的、有助于生活提高的状态。

（5）找到适合自己的身份认同

问问自己：是什么特质让我成为一个独一无二的人？

进食障碍有时会变成一个人的特殊身份。你可能会觉得自己是独一无二的、特别的，甚至会害怕失去这个身份。从进食障碍患者的身份中走出来，可能会让你一下子无所适从。你的任务是在这个康复的过程中找到自己新的身份认同，一个能够有勇气、有毅力战胜疾病的强大的人。让你的激情和你对未来的希望带领你，迎接新的、更健康的自己和充满希望的未来。

二、听听别人的正能量小故事

（一）求美有道，莫入误区——神经性厌食症患者的自述

接下来，我们将以著名的电影明星凯特·温斯莱特——曾经的厌食症患者为例，以她的亲身经历来带领

我们看清楚，杂志中女模特或者女演员的骨感身材、毫无岁月痕迹的脸庞背后隐藏着怎样的故事。这些过于瘦的模特，有可能来自不良减肥嗜好，有可能来自天生骨架和肌肉的组合，也有可能来自电脑合成。但是，对于观看的大众，这些身体就变成了努力减肥的目标。

1. 凯特·温斯莱特的进食障碍

在16岁那年，凯特还是戏剧学院里最胖的姑娘，于是，她想要改变。

"我妈梦想我能够成为仙境里美丽的爱丽斯，但当时我的体重只适合扮演一辆公共汽车。那时候的我和怀孕的时候体重差不多，你可以想象一个16岁的少女与一个刚生过孩子的妇女的身材相当吗？我知道自己为此失去了很多机会，于是就到体重观察人员那里去咨询了一下，这之后，我的体重减了40磅。当然，体重锐减的结果是，我让自己看起来像朵玫瑰花苞一样娇艳动人，还获得了角色。然后，每顿饭吃一个苹果，一个生胡萝卜和一杯黑咖啡的日子终于把我逼疯了。当我19岁时，在一分钟内，我可以由积极乐观变成极端迷惑还想自杀"，凯特·温斯莱特说："我由一个180磅的肥婆，减到非常之瘦，以为瘦就是美，结果搞到精神崩溃"。

经过6个月的挣扎，凯特·温斯莱特才摆脱了厌食症的困扰，她大吃了一顿，在餐桌上发誓：再也不干减肥这样无聊的事了。

2. 爱不完美的自己

什么是完美呢？世界上并不存在任何完美的事物。我们更不应该总是期待着完美而对自己过于挑剔。看看凯特·温斯莱特是怎么说的吧。

对于年轻女性来说，有一点是非常重要的——那便是你要对自己感到满意，尽管电影和杂志总是会给你施加种种无形的压力以及错误的引导。事实上，出现在每一期杂志封面上的女模特或者女演员，都是经过了一番长时间的浓妆艳抹，她们的头发经过专业的发型师长达两个多小时的细心打理，她们必须一直屏气收腹，并且使头保持在某个高度和角度上，这样一来，她们下巴上的赘肉和皱纹就不易显露出来了。

然后，那些可怜的年轻女孩便去购买这些杂志，心里想着："哦，我想看起来和她一样。"却不知道，她们心中的偶像其实并不是那样的。

一个名为《我想有张明星脸》的电视节目令我感到相当震惊。节目讲述了一个希望自己看上去像我的女孩子的整容经历。起初，我被激起了兴趣，于是也坐在电视机前观看，几分钟之后，我开始哭泣起来。这个女孩切除了自己的一部分胃。我简直不敢想象她究竟经历了一番怎样的痛苦过程。

这个女孩并不知道真正的我是什么样子的。她希望自己也拥有一对像我那样丰满的乳房。然而当你哺育过孩子，随着岁月的流逝，在地球引力的作用下，你的胸部会不断地下垂、松弛。这就是发生在女性身上的自然规律。我为她感到痛心，因为她被这些杂志和电影呈现出的关于我的完美形象深深地误导了。

如果那个想看起来像我的女孩子走进我的寓所，我会把我的感觉告诉她。我会说："站在那儿，不要动。"然后我将衣服脱下，告诉她说："这才是真实的我。我没有那样又翘又浑圆的臀部；我没有一对既丰满又高耸的乳房；我没有一个平坦的小腹。相反，我的臀部和大腿上堆积着大团的脂肪。"我很想大声说："这才是真正的我！"

我从来没有梦想过要成为一个电影明星。我只是知道我想去表演，想去做我在这个世界上最为热爱的工作。而现在我正在做着这些。我获得了成功，我不打算使自己为了这一目标而饥肠辘辘，这对我来说很重要。

凯特从来不觉得自己是完美的人，而且她深深爱着这样不完美的自己。对她来说，对电影、对事业的热爱才是最重要的事情。为了追求所谓的"完美"而使自己陷入进食障碍的泥沼之中，绝对是一件得不偿失的事情。

（二）美丽不等于幸福——神经性贪食症患者的自白

天使的脸蛋，魔鬼的身材，名利场上风风光光，几乎上过世界上每一本一流杂志的封面，超级封面模特玛加丽·阿梅迪要什么有什么，惟独没有幸福。人们无法想象在镜头前靓丽无比、顾盼生辉的玛加丽，却一直在崩溃的边缘挣扎。直到有一天，她勇敢地说出了她苦守了多年、差点吞噬她生命的那个秘密……

1. 发胖，简直是世界末日

那时我已经和饮食紊乱症搏斗了长达7年。我是在将近15岁时开始暴食和自我催吐的。在此之前，我有一个童话般的童年。我生长在法国南部的尼斯，有一个温馨的家。像许多父母一样，我父母鼓励我尽自己最大努力做一切事情。他们并没有要求我一定要做最好的，但当我做得最好时，他们就高兴极了。我不仅在班级里学习第一，最受欢迎，还会弹钢琴、表演、绘画，还学芭蕾和瑜珈。我最怕的是让人失望。我为朋友、家人和老师的赞扬活着。

14岁时，我体重增加了好几磅，但这并没有令我烦恼。直到有一天，我的一个家人说我看起来有点胖。他们也许只是看我身体开始发育开个玩笑，可这对我来说就像是世界末日。从那时起，我感觉就像走过一个满是镜子的屋子——每个镜子里我都看见自己有松懈的大腿、巨大的屁股和鼓鼓的肚子。

我很爱吃，同时又不得不想办法吃我想吃的东西同时避免发胖。我不知从哪学来的在纵情吃喝后把食物呕吐出来，这成了我的解决办法。身不由己地大吃大喝，然后再抠呕，成了一种狂热和愧疚的瘾。我殚精竭虑地隐瞒我这一行为。没人知道我在干什么，我甚至连自己都不想承认。

2. 他们说："天，她是一头母牛！"

我18岁到美国开始模特生涯时，饮食紊乱症更重了。短短的几个星期里，我在全世界飞来飞去拍照片，我的形象出现在各大杂志。人们也许会想，成为一名模特会给我自信和成就感，实际却不然。我每天暴吃狂吐4次，而且开始服用泻药，这使得我的胃总是空空如也。出场的项目越显要，摄影师越有名，我泻药吃得就越多。我的体重起落不定，这与我的暴吃暴吐有关。

一些摄影师、时尚编辑、形象设计师残酷无情的评价也加剧了我的不安全感。有一次试穿一位意大利设计师的时装时，那些形象设计师不知道我会讲他们的话，他们当着我的面议论我说："天，她是一头母牛！"我没哭也没发怒，装得若无其事的样子，我怕他们看见我是多么脆弱。我只是回到宾馆房间大吃一通然后抠呕掉。每次我感到压力、不安全、失去控制或被拒绝，我就这么干。

3. 我想告诉人们美丽不等于幸福

我开始慢慢意识到问题的严重性，于是学着自我调整，后来找到心理医生求助。因为不再自欺欺人，我开始感到自在。慢慢地，我摆脱了沮丧，重新发现了我从前喜欢的所有东西，像瑜珈、舞蹈、绘画和表演。去年，我还在非百老汇专业戏剧界主演了两出戏。现在，在我26岁时，我终于有了自尊。我十分女性的身材也使我感觉良好，这种感觉我以前从未有过。

最近，在和一位治疗师谈话后，我明白了饮食紊乱症是我青少年时期的不安全感和极端追求完美和赞扬的恶果。在我的例子里，美丽不等于幸福。我上过每一本世界主要的时装杂志的封面和内页，我对我的形象传达给广大女性的信息负有责任。我现在打破7年的沉默，参加一个现身说法的项目。在美国厌食与暴食暴吐协会的支持下，我在全美的中学进行了一次为期20天的巡回演讲，对中学生们讲了我与饮食紊乱症进行的斗争和取得的胜利。我希望我的故事能帮助其他人免于经历或死于这样的噩梦。

"只有美丽，才能幸福"是玛加丽为自己的不幸福找到的合理解释，因此，她放弃了在适当的地方创造幸福，而纠缠在"脂肪=地狱"的可怕命题里折磨自己。幸好最终她醒悟过来，并且以自己的经历告诉人们"美丽不等于幸福"。

（三）陪着进食障碍的孩子走着艰难的历程——小患者家长们的心声

1. 孩子，你的痛我能懂

昨天晚上，孩子6点放学回到家，吃了1整个柚子，2个馒头，2个橙子，2碗玉米碴粥，大约1斤炒蔬菜，吃到了晚上9点钟才开始做作业。吃的过程抱着PAD看电视剧，动画片。我劝她早点吃完赶快学习，她冲我大发脾气，故意又切开一个橙子吃了起来。

今晚重复昨晚的老样子，孩子吃了3个馒头，3碗八宝粥，4个苹果，整个的半个柚子，2个梨，1个橘子，红烧鱼，清炒蔬菜，吃了3个小时，边吃边看iPad。爸爸加班回来，看到记录的晚餐，开玩笑说了句：顶上我一天的伙食了。这下捅了马蜂窝，孩子问爸爸什么意思，然后自己关到房间里，把作业扔到地上，敲打桌子、柜子，劝了也不管用。后来又把自己关到卫生间里。我不断劝自己淡定，让她发泄一阵子吧。

2. 我可怜的孩子出问题了

孩子减肥有半年时间，最瘦的时候在10月底，只有69斤，1.57米的身高。内分泌指标很低，T3、T4、FT3、FT4、TSH都在正常范围之下，整个人瘦骨嶙峋，手脚冰凉。学习刻苦，成绩很好。之前孩子是节食，异常消瘦，我们长时间劝她放松学习，学会享受生活，孩子终于在10月底开始正常进食了，但是这两个星期的问题是她一吃东西就停不下来，直到肚子胀胀的，实在吃不下为止。孩子现在是只要一开吃，就忍不住要把面前的东西都吃掉，直到撑住肚子。她自己缓过劲来的时候也说，妈妈，我不想吃这么多，不想长胖，但就是忍不住。

3. 我和你一起来面对

孩子希望自己瘦点，结果走入了认知误区，瘦到影响健康的地步，自己不觉得瘦。去看了心理医生，医生开了治疗进食障碍的精神类药物——舍曲林，我看了药物说明，是治疗强迫症的。问医生药物是否会让孩子产生依赖性，将来不易停药或对情绪有影响，医生让我们相信她，不会开出对孩子有害的药物，治疗是必需的。现在药物在手，但是孩子不愿意吃，我们也有些犹豫，但是在她控制不住自己大吃了之后情绪失控大哭时，我还是忍不住劝她：自己感觉控制不了时，我们就吃药控制一下吧。

现在的好消息是吃的没有以前那么多，孩子能控制住食量，她的情绪也好一点；坏消息是，偶尔她晚餐不吃饭，吃大量的蔬菜，加一点点芋头当主食。还在观察中。

孩子在一步一步走向好转，我们从中可以看到从进食障碍中走出来的不易，而此时此刻家人的陪伴和关心显得尤为重要。从这些正能量小故事中，我们看到了一个又一个活生生的例子，从明星到凡人，都有可能因为各种原因遭受进食障碍的侵袭。了解它，正视它，才有可能在与它艰苦的斗争中取得最后的胜利。

三、还不是松懈的时候——如何防止复发

上面的故事中，我们能感受到进食障碍是多么得可怕。它很容易让人们陷入无助的、无望的、恶性循环的状态里面。神经性贪食和厌食也极容易互相转化和共存，使得进食障碍的病情迁延不愈，极易复发和反复。但是，面对这样可怕的疾病，她们还是勇敢地走过来了。她们战胜了自己，找到了自尊，而这一个过程也离不开家人、朋友以及专业团队的支持。

（一）康复需要一个持续而缓慢的过程

1. 康复五步曲

从进食障碍中康复可以说是一个很漫长的过程，对于那些厌食症或贪食症患者，有时他们会觉得进步的很少、不确定是不是在好转，或者他们的家人也会感到迷茫、觉得自己什么忙也帮不上。这些潜在的问题或障碍，都可能导致很矛盾的心态，阻碍恢复的进程，甚至导致放弃治疗。因此，为了帮助大家更好地渡过难关，在复苏的道路上不断前行，这里我们要介绍一下行为改变的五个阶段，它们分别是：预处理、深思、准备、行动及维护。

（1）预处理阶段

当一个人不相信也不接受他有任何问题的时候，他就处于这个预处理阶段。身边的人可能会发现患者存在一些特别的征象，比如限制饮食、暴食和净化行为，或特别在意体重、体型或外貌等。但是他很可能拒绝和你讨论这个话题，并否认他需要帮助。在这个阶段，可以尝试温和地同他谈一谈进食障碍这个疾病，及其对人的健康和生活会造成毁灭性的后果，并关注改变所能带来的积极的结果。

（2）深思阶段

当一个人愿意承认自己有问题，并愿意开始接受帮助时，就进入了深思阶段。患者对改变的恐惧可能是非常强烈的，也正是在这个阶段，心理治疗师应该开始协助患者了。心理治疗师要帮助患者认识到进食障碍的功能，为什么会出现，以及怎样思考和面对问题等。这也会帮助患者更快地进入下一个变化的阶段。

（3）准备阶段

当患者准备好了要改变，但还不确定该如何去做的时候，他就处在准备阶段了。在这个阶段，可以花时间去建立具体的应对技巧，比如适当的边界设定，自信心的建立，处理负面的思维和情感的有效方法等。预测未来可能出现的潜在康复障碍，并制定具体的行动计划。行动计划要由整个治疗团队协作制定，包括心理治疗师、营养师和医生，还有患者本人以及家庭成员。一般情况下，在这个时期，也需要整理出一份电话名单，在未来的危急时刻，可以随时打电话求助。

（4）行动阶段

患者准备好要实施他的计划，面对自己进食障碍症状的时候，行动阶段就可以开始了。在这一点上，患者乐于去尝试新的想法和行为，并愿意去面对改变所带来的恐惧感。对治疗团队和支持网络的信任是必不可少的，也是行动阶段成功的基础。

（5）维护阶段

当行动阶段持续了约六个月或更长的时间，就到了改变的最后一个时期——维护阶段了。在此期间，患者要积极地实践他新的行为策略和新的思维方式，学会自我照顾。这个阶段还包括发展新的兴趣，并开始以一种有意义的方式来生活。

2. 五步曲常有杂音

神经性厌食或贪食的康复过程中，上述5个阶段性的变化，被视为是动态的和周期性的，而不是一个线性的变化过程。患者可能会经历几次的周期性改变，或者同一个阶段要经历多次。也有可能患者的每一种症状都会经历这样一个改变过程。举例来说，一位厌食症患者，异常饮食行为的转变可能已处在行动阶段（一天吃三餐，与他人一同用餐，接受他人的帮助），而同时，身体意象扭曲和体重关注的问题，则可能还处于深思阶段（意识到了身体意象是与人的自尊和自我价值感有关的，完美主义是不可取的，等）。这正是为什么进食障碍的治疗和康复过程是非常复杂的，也是个性化的，极有挑战性的。

（二）家长应该做些什么？

作为一个进食障碍患者的父母或监护人，你毫无疑问也在和患者一同经历困难和痛苦。在你孩子的康复过程中，至关重要的是，你一直在陪同他一起渡过这些难关。与此同时，你也要了解自己的需要是什么，注意保护自己的身心健康。

下面的表格，提示了在康复的5个阶段中，家长应该做些什么。

预处理阶段	• 不要否认你的孩子存在进食障碍的可能性 • 关注孩子早期的症状和征象 • 不要给他/她的饮食异常行为做合理化的解读 • 跟你的孩子坦诚地分享你的想法和担忧
深思阶段	• 确保你的孩子能够接受专业的进食障碍专家的帮助 • 自己去学习和了解有关进食障碍的知识 • 做一个好的倾听者 • 不要试图自己去"解决"这个问题 • 认识其他患者的家人和朋友，形成互助小组
准备阶段	• 确定你在孩子康复过程中的角色是什么 • 了解你自己关于食物、体重、身材和外形的认识 • 问问你的孩子以及治疗团队的意见，看看在康复过程中，你可以怎样参与，可以如何为孩子提供支持
行动阶段	• 按照治疗团队的建议和计划执行 • 从周遭环境中移除会触发症状的东西：如减肥食物、体重秤、各种生活压力等 • 提供温暖和关怀，但也要坚持你们定好的规矩、计划和底线 • 关注正面的改变，特别是与体重和身材无关的改变
维护阶段	• 为孩子的努力和成功而喝彩 • 继续适应新的发展和改变 • 在必要时重新定义家庭关系的边界 • 保持积极的沟通 • 准备好可能会有复发的情况

（三）努力防止进食障碍的复发

有时候，可能一个小小的原因，就会触发进食障碍复发的"扳机"。下面这位患者就是如此。

尽管我从贪食症中恢复了过来，停止了自残行为（催吐等）5年多，我仍然对复发的恐惧并不陌生。今年春天，我的一个亲人离世了。这让我非常难过，几个月来，一直有个小小的声音在我的脑海里，触发着我的悲伤和无助感。之后，我又回到了我的老模式里：试图假装我很好，而其实不是。

在过去的几个星期，我意识到我的饮食习惯又开始变得无序了。你知道，一开始会有一些细微的变化：有一两顿饭没有吃，吃的很少，或者偶尔暴食，等。我了解这些特殊的行为，我担心我又走上那条不归路了。我指责自己的软弱和懒惰。我睡得少了，哭了很多。

尽管如此，这位患者还是选择了勇敢地去面对。她仍然保留着自己的日常工作状态，去工作，然后更新博客。她告诉自己，无论如何都不能再回到之前那样了。

我学会了咬紧牙关，微笑，尽最大的努力过好每一天。然而，这种心态有时候有用，有时也是不起作用的。进食障碍复发的时候，首先你的饮食习惯和你的自我形象会受到影响。当这种情况发生时，我劝你赶快求助。打电话给你的父母，你的男朋友/女朋友、好朋友、医生、社工甚至帮助热线。一定要做些什么，寻求帮助，这能够帮你避免痛苦。

1. 复发早知道

以下一些迹象表明你有可能会复发。

- 你总是会去想食物、节食和减肥；
- 你向医生或治疗师隐瞒了你真实的信息或行为；
- 你担心你会失去控制，过分的完美主义；
- 你觉得自己的压力没有发泄的出路；
- 你感到绝望，不知道接下来的生活中你能做些什么；

- 你节食和锻炼，主要目的是为了好看而不是健康；

- 你认为你永远不会快乐了，除非变瘦；

- 你认为自己超重或肥胖；

- 朋友或家人告诉你，你对自我形象的认识是不准确的；

- 你经常照镜子和称体重；

- 你不吃东西，或者吃东西之后又开始了净化行为；

- 你在食物问题上变得急躁易怒；

- 在吃东西后，你会感到一种强烈的内疚感和羞耻感；

- 你孤立自己或做一些越来越隐秘的行为；

- 你对那些超重或不按你的标准吃的人表示轻蔑。

2. 复发早行动

复发是康复过程中很正常的一部分。如果你觉得你可能又要开始进食障碍的行为了，请记住做下列事情。

（1）寻求专业人士的帮助；

（2）学会自我接纳，欣赏你的身体；

（3）发展积极的自我鼓励的内部对话；

（4）积极治疗焦虑、抑郁等并发疾病；

（5）练习心理敏感性，活在当下；

（6）倾听和尊重你的感受；

（7）吃好，体会你身体的饥饿感和饱腹感；

（8）制定一个预防复发的计划。

四、建立积极正面的自我印象

（一）身体意象

身体意象就是你在镜子中看到的自己，或者你脑海中对自己的印象。它包含了你所认为的你自己的外表特点，你对自己身体的认识（包括你的身高、体型和体重），以及当你行动时，你如何感知和控制自己的身体。

1. 负面的身体意象

（1）对自己的身体有一种扭曲的认识，你认为的你身体某个部位的样子和其真实的样子不符；

（2）你认为别人都是有吸引力的，你的体型或身材是个人失败的标志；

（3）你对自己的身体感到害羞和焦虑；

（4）你会觉得身体不舒服或很笨拙。

2. 正面的身体意象

（1）对你身体的各个部位和身材有着清晰的、真实的认识；

（2）你赞美和欣赏自己的自然身体型态。你明白一个人的外表与他们的性格和价值没有多大关系；

（3）你为你独特的身体感到骄傲，并拒绝花很多时间去担心食物、体重和热量；

（4）你对自己的身体感到舒服和自信。

有负面的身体意象的人有更大的概率会发生进食障碍问题，也更容易有抑郁的情绪，感到被孤立，低自尊，以及有一种对减肥的执着。其实，我们都有一些时候，会觉得身体不舒服或者感到笨拙。但是有正面的身体意象的人，最关键的是会接受和尊重我们的自然形体，还会用积极的、肯定的和接纳的态度，去替代那些负面的想法和感受。

（二）个人身体大不同

请记住，每一个人的身体都是不同的。我们有着不同的遗传基因和文化特征。即使每个人都开始吃同样的东西，并做了一整年的同样的锻炼，我们也不会在一年之后收获一样的身材，或是看起来一样。这是因为每个人的基因都一定程度上决定了他们的骨骼结构，身型的大小，身材和体重。

1. 如何确定我的理想身体状态

那么，你要怎么确定你的理想体重是多少？一个"理想"的体重应该是让你感到精力充沛，让你健康地、正常地生活。具体来说，当你的身体是健康的而且体重是理想状态时，你不会觉得太累，也有精力与朋友和家人相聚，参加体育运动，并能专注于学业或工作。

超重可能会造成不良的身体问题，不过体重的正常范围是很广的。在寻找理想的体重时，仅仅使用网络上的那些图表和公式，可能会产生误导，应该在专家的指导下使用。专注于均衡的饮食结构，有营养的食物，定期的运动，将有助于你达到平衡的生活状态，并达到你的理想体重。可以向有资质的医学和营养学专家咨询，以获取更多的信息。

最重要的是，不要把你自己的身体跟你朋友的身体或你所喜欢的电视节目里的人进行比较。当你拿自己和别人作比较的时候，请记得，我们天生就是不同的，我们每个人都有特殊的品质。列出一些你的强项，你喜欢做什么？是什么让你与众不同？

2. 达到理想身体状态的小建议

要达到理想的身体状态，请记住下列要点。

（1）尊重你的身体；

（2）给它足够的休息时间；

（3）食用不同种类的食物；

（4）适度地运动；

（5）不要基于体重、体型或胖瘦来评价自己和他人；

（6）根据他人的品格和成就而尊敬他人，而不是仅仅因为他们的外表好坏；

（7）选择一些有助于健康的食物，当你真正饿的时候就吃东西，饱的时候就停止；

（8）吃那些会吸引你的食物，而不是节食。

（三）倾听你的身体需求

1. 节食没有预期的效果，体验也很糟

你是不是还在苦苦寻找一个完美的饮食食谱呢？总是要担心卡路里和脂肪量，控制体重，这可能是很麻烦的，也是令人疲惫的。那么到底有没有一个"完美的饮食"呢？95%的人都觉得节食减肥的失败并不是因为她们自己有什么问题，而是因为选错了食谱。不然为什么人们会一直在寻找新的减肥食谱？

你上一次真正有乐趣的节食是什么时候？最有可能的是你根本不觉得那是一次愉快的经历。毕竟，到了午饭时间，你明明很饿了，却又强迫自己再多等一个小时，那感觉可称不上愉快。你还记得那种烦躁的感觉吗？头痛或感觉你的肚子饿得咕咕叫？而那些被你禁止的食物似乎比平时更有吸引力了？这种体验有趣吗？

2. 为什么要倾听你的身体

节食没有预期的效果，而且体验也很糟，那是因为你的身体需要食物来补充能量，就像一辆汽车需要汽油才能驱动一样。食物，是你身体的燃料！你的身体知道它需要什么才能保持机体有效率地运转，它需要的是从各个食物组里获得的维生素以及丰富的营养元素。这就是为什么倾听你的身体，回应自然的饥饿感是很重要的。身体会告诉你它需要什么，而如果你不听，它会不断地用各种方式提醒你，比如头痛，咕噜咕噜的肚子，还有对食物的沉迷。

3. 倾听身体三关键

（1）当你饿的时候，你能够察觉到。如果你是真的饿了，而不只是在寻找食物来治愈你的无聊、压力或者寂寞感，那么是时候吃点东西了。

（2）知道什么时候是吃饱了。听听你的身体，当你开始感到饱足的时候，你是会知道的。你的目标是要感觉到满足——不会撑的不舒服，但也不会觉得饿。对于一些人来说，这意味着计划5~6餐、少量而均衡的膳食，而不是一天3顿大餐。另外还要注意，你的身体需要20分钟的时间才能反应过来它已经吃饱了。因此，要留意你所吃的东西：坐下来，慢慢咀嚼，仔细品尝食物的味道、气味和口感。

（3）适度地吃，不要极端。人们经常会认为他们可以一直不停地吃一种他们渴望的东西，像是薯片、巧克力、小饼干等。但是如果你尝试过，你会发现当你吃了半天薯片之后，你会很自然地开始想吃更平衡一些的食物，或是想吃新鲜水果和蔬菜了。这是因为你的身体本能地知道什么是你需要的，你渴望想吃的东西往往就含有你身体所缺乏的营养素。

当你真的饿了，去吃你想吃的东西；当你饱的时候，也去吃那些会真正吸引你的食物。这样做，而不是去节食或是去寻找减肥食谱，会帮你保持一个健康的体重，避免进食障碍的复发。

（四）传媒与进食障碍——以瘦为美过时了！

1. 政府欲杜绝"饿模"——法国"禁瘦令"震撼时尚界

在时尚界，纤瘦往往意味着美丽。但2015年4月3

日，在全球时尚中心法国，国会议员投票通过一项公共卫生法案，禁止身体质量指数（BMI）低于18的女性从事模特职业。想从事模特行业的人需提交医疗档案，证明自己的BMI达到18以上（即身高1.75米至少要有55公斤）。

"法案的意图不是让任何人受罚或坐牢，而是确保模特的健康得到保护。人们不该为工作而被迫挨饿。"当局试图打击对女性以瘦为美以至于厌食症泛滥的社会风气。法国卫生部长玛丽索尔·图雷纳告诉法新社，这项法案的目的不仅是保护模特的健康，也是保护那些试图模仿她们的年轻女性。英国《每日电讯》报惊呼，法国此举震撼了全球时尚圈。

2. 此举并非第一个

在以瘦为美的声音充斥时尚界、节食减肥成为潮流的现代社会，法国并非第一个采取类似行动的国家。2007年，西班牙禁止BMI低于18的模特在马德里时装秀上表演；2013年2月，以色列法律禁止模特体重过轻、BMI低于18.5；意大利的模特年龄必须超过16岁，且必须持有证明BMI超过18.5的医疗证书；美国时装设计师协会已成立专门委员会，促进模特身体健康；巴西正在考虑禁止未成年和太瘦的模特走秀。

3. T台拒绝"零号模特"

2008年，纽约时装周开始拒绝"零号身材"（腰围25英寸）模特上T台，以推崇健康的时尚潮流，因此身体瘦弱不达标的"零号模特"将与T台无缘了。这给我们的信号就是以丰满健美为标准的女性美将会成为新时尚。在米兰，以埃莱娜·米罗为首，掀起了一场以"再见吧，苗条身材"为口号的运动，提倡的就是"丰满即美"。在哥伦比亚麦德林举行的时装秀，重点突出女性丰满的美感，在胸部和臀部的设计方面加以强调。T台要求高举丰满线条美大旗，踢走骨感美人，肥美模特逐渐出现和走红，"丰满健美"的理念正在抬头。因为在物质生活丰富的今天，在女性体型普遍趋于丰满的状态下，要求女性减肥、减肥、再减肥，未免过于勉强，也有悖生理发展规律。

当然，我们既不赞同骨感美，也不会走向另一个极端——提倡肥美。在生活中，女性们不能为了美而刻意通过减肥去追求"骨感苗条"，应当崇尚自然健康。因为生命对于每个人只有一次，人的生命力是美的标准中最重要的因素，只有健康丰满的人才更有生命力。

（五）独立宣言

最后，为了更美好的未来生活，让我们一起来宣誓吧！

我，特此宣布，从今天开始，我将选择遵循以下原则来过我的生活。我宣布，自己将不受这个以瘦为美的世界的影响，自由并独立地面对压力，迎接挑战。

（1）我将接受我的身体，接受它自然的样子。

（2）我每天都会为了我健康的身体而感恩和庆祝。

（3）我会尊重我的身体，给予它足够的休息，以各种各样的食物来补充能源，适度地锻炼它，倾听它所需要的是什么。

（4）我将不会以社会对美的扭曲标准来评价我自己或其他人。我尊重的是他人的美好品格，以及他对社会的贡献。

（5）我拒绝节食或使用减肥产品。

（6）我不会把食物分类为"好的"或"坏的"。我不会因为吃某种食物而感到内疚或羞愧。相反，我会选择多种食物来滋养我的身体，聆听和回应它所需要的东西。

（7）我不会用吃东西来掩饰我的感情需求。

（8）我不会去逃避我所喜欢的活动（游泳、跳舞、和朋友吃饭）。不管我的身材和体重如何，我都有权力去享受这些活动。

（9）我不会只为了减肥而做运动，我更在乎的是健康的体魄。

（10）我要选择和一些支持我的、使我愉快的人在一起。

参考文献

[1] 美国精神医学学会编著，张道龙(美)等译. 美国精神障碍诊断统计手册·第五版[M]. 北京：北京大学出版社、北京大学医学出版社，2013，5.

[2] 中国医学会精神分会编. 中国精神障碍分类与诊断标准（第三版）[M]. 济南：山东科学技术出版社，2001.

[3] 原卫生部卫生统计信息中心，北京协和医院，世界卫生组织疾病分类合作中心，国际疾病分类（ICD-10）应用指导手册[M]. 北京：中国协和医科大学出版社，2001，12.

[4] 张大荣. 进食障碍咨询与治疗[M]. 北京：北京大学医学出版社，2011，1.

[5] 陈珏. 实用精神医学丛书·进食障碍[M]. 北京：人民卫生出版社，2013，9.

[6] 施慎逊，肖泽萍. 实用精神医学丛书：女性精神障碍[M]. 北京：人民卫生出版社，2014，6.

[7] （美）谢弗等著，李雪霓译. 与进食障碍分手[M]. 北京：北京大学医学出版社，2012，1.

[8] 陈彦方. CCMD-Ⅲ相关精神障碍的治疗与护理[M]. 济

南：山东科学技术出版社，2001.

[9] Altman, S. E., &Shankman, S. A.. What is the association between obsessive-compulsive disorder and eating disorders?[J] Clinical Psychology Review, 2009, 29, 638-646.

[10] Arcelus, J., Mitchell, A. J., Wales, J., & Nielsen, S.. Mortality rates in patients with Anorexia Nervosa and other eating disorders[J]. Archives of General Psychiatry, 2011,68(7), 724-731.

[11] Brown, T. A., Haedt-Matt, A. A., & Keel, P. K.. Personality pathology in purging disorder and bulimia nervosa[J]. International Journal of Eating Disorders. 2011, (8), 735-740.

[12] Cash, T., &Smolak, L.. Body image：A handbook of science, practice, and prevention (2nd ed.) [M]. Guilford, 2011.

[13] Groleau, P., Steiger, H., Joober, R., Bruce, K. R., Israel, M., Badawi, G., ... &Sycz, L.. Dopamine-system genes, childhood abuse, and clinical manifestations in women with Bulimia-spectrum Disorders[J]. Journal of psychiatric research, 2012, 46(9), 1139-1145.

[14] Grucza, R. A., Przybeck, T. R., &Cloninger, C. R.. Prevalence and correlates of binge eating disorder in acommunity sample[J]. Comprehensive psychiatry, 2012,

48(2), 124-131.

[15] Harrop, E. N., &Marlatt, G. A.. The comorbidity of substance use disorders and eating disorders in women: prevalence, etiology, and treatment[J]. Addictive Behaviors, 2010,35, 392-398.

[16] Martin, J. B.. The Development of Ideal Body Image Perceptions in the United States[J]. Nutrition Today, 2010, 45(3), 98-100.

[17] Wertheim, E., Paxton, S., &Blaney, S.. Body image in girls. In L. Smolak& J. K. Thompson (Eds.), Body image, eating disorders, and obesity in youth: Assessment, prevention, and treatment (2nd ed.) (pp. 47-76) [M]. Washington, D. C.: American Psychological Association, 2009.

[18] Smolak, L.. Body image development in childhood. In T. Cash & L. Smolak (Eds.), Body Image: A Handbook of Science, Practice, and Prevention (2nd ed.) [M]. New York: Guilford, 2011.

[19] Smolak, L., & Thompson, J. K.. Body image, eating disorders, and obesity in youth: Assessment, prevention, and treatment (2nd edition) [M]. Washington, DC: American Psychological Association, 2009.

[20] Swanson, S., Crow, S., Le Grange, D., Swendsen, J., Merikangas, K.. Prevalence and Correlates of Eating Disorders in Adolescents. Archives of General Psychiatry,

Online Article, E1-E10, 2011.

[21] Wade, T. D., Keski-Rahkonen A., & Hudson J.. Epidemiology of eating disorders. In M. Tsuang and M. Tohen (Eds.), Textbook in Psychiatric Epidemiology (3rd ed.) (pp. 343-360) [M]. New York: Wiley, 2011.

[22] 张大荣, 徐玉玉, 张卫华. ICD-10进食障碍分类和诊断标准在中国应用的几点修改建议[J]. 中国心理卫生杂志, 2009, 23（12）.

[23] 陆遥, 何金波, 朱虹, 等. 父母教养方式对青少年进食障碍的影响: 自我控制的中介作用[J]. 中国临床心理学杂志, 2015, 23（3）.

[24] 陈贵, 郭桂平, 肖水源, 等. 超重/肥胖青少年的负性情绪与进食障碍倾向[J]. 中国心理卫生杂志, 2015, 29（1）.

[25] 平凡, 韩磊, 周宗奎, 等. 女大学生负面身体自我的特点及中介作用检验[J]. 心理学探新, 2014, 34（4）.

[26] 张衍, 席居哲. 暴食症的诊断、治疗及其疗效[J], 心理科学, 2011, 34（6）.

[27] 曹思聪, 缪绍疆, 童俊. 进食障碍患者家庭关系的质性研究[J]. 中国临床心理学杂志, 2013, 21（5）.

[28] 朱虹, 蔡太生. 情绪性进食与进食障碍倾向的关系: 自我控制的中介作用[J]. 中国临床心理学杂志, 2013, 21（2）.

[29] 曹思聪, 缪绍疆, 童俊. 西方家庭影响进食障碍的研究

述评[J].心理科学进展，2012，20（11）.

[30] Askan，Hendfischke，王继堃（译），马希权（校），.进食障碍的综合治疗[J].上海精神医学，2010，22（B12）.

[31] 陈贵，郭桂平，张斌，等.青少年受虐待经历与进食障碍症状的关系[J].中国心理卫生杂志，2018，32（11）.

[32] 廖艳辉，刘铁桥，唐劲松，等.487名大学医学新生进食障碍和体象关注调查分析[J].中华行为医学与脑科学杂志，2010，（8）.

[33] 孔庆梅，张大荣，黄悦勤，等.北京某综合大学一年级学生不良饮食行为及进食障碍调查[J].中国心理卫生杂志，2009，23（12）.

[34] 廖艳辉，刘铁桥，唐劲松，等.某医学院学生进食态度、进食障碍的两年追踪调查[J].中国心理卫生杂志，2009，（10）.

[35] 李婧，徐艺珊，李新宇.大学生非典型性进食障碍与身体自尊的关系研究[J].中国临床心理学杂志，2009，（3）.

[36] 付丹丹，王建平，王晓燕，等.北京市女大学生进食障碍状况及其与人格因素的关系[J].中国临床心理学杂志，2008，16（1）.

[37] 耿淑霞，李雪霓，张大荣，等.住院进食障碍患者家属心理干预的对照研究[J].中国心理卫生杂志，2008，22（3）.

[38] 陈瑞，陈红，羊晓莹.进食障碍预防的理论模型[J].中国临床心理学杂志，2007，15（4）.

[39] 张大荣，孔庆梅. EDI-1量表对神经性厌食症患者的初步测试[J]，中国心理卫生杂志，2004，18（1）.

[40] 章晓云，钱铭怡. 进食障碍的心理干预[J]，中国心理卫生杂志，2004，18（1）.

[41] 唐莉，张进辅. 新视角——进食障碍的研究新进展[J]. 中国全科医学，2004，7（7）.